KB274620

건강상식

황수관 박사가 조언하는 건강상식

초판 1쇄 인쇄 2012년 6월 15일
초판 1쇄 발행 2012년 6월 20일

지은이   황수관
정 리   한치호
발행인   이명수
편 집   구본일
디자인   이순옥 이다영
발행처   도서출판 세줄(등록번호 2-4000)
           서울시 중구 인현동 1가 115-1
           ☎ 02)2265-3748~9
총 판   선교횃불
           ☎ 02)2203-2739 FAX. 02)2203-2738

값 9,000 원
ISBN 978-89-92211-48-2   13300

건강상식

도서출판 세줄

건강은 자기를
축복하는 삶이다

예로부터 우리의 건강을 지키기 위한 세 가지 보補가 있다. 그것은 바로 음식을 먹어서 몸을 돕는 식보食補, 약을 먹어서 회복을 돕는 약보藥補, 운동을 해서 체력을 증강시키는 행보行補가 있다. 말 그대로 우리의 건강을 위해서는 잘 먹고, 연약한 부분을 위해서 적절한 약을 쓰며, 몸을 많이 움직여 단련시킴으로 건강을 지키라는 말이다.

칭찬이 귀로 먹는 보약이라면 운동은 몸에 보약을 먹이는 것이다. '행보行補' 란 말 그대로 많이 움직이고, 많이 걸어서 체력을 키운다는 말이다. 정맥에 있는 피가 빨리 심장으로 돌아가고, 또 심장에 있는 피가 어서어서 온 몸으로 돌아줘야 건강하다.

가만히 한 자세로 있어서 혈액의 흐름이 막히는 것을 정맥 활류량이 원활하지 않다고 한다. 운동이 건강에 유익하다는 말을 다시 설명하자면, '육체의 생명은 피' 에 있는데, 운동을 하면 피가 막돌아가니까, 다시 말해 생명이 막 돌아가니까 건강해지는 거다. 몸을 데우는 것은 아주 좋다.

사실, 우리의 인체는 적당한 신체활동을 통해 건강을 유지하도록 만들어져 있다. 온 몸의 기능이 도태되는 것을 막기 위해서 근육은 근육대로, 뼈는 뼈대로, 각 장기기관은 기관대로 활동을 해야만 강화될 수 있다.

필자는 초등학교 5km, 중학교 18km, 고등학교 5km를 걸어서 다녔다. 보통 걷다가, 좀 늦으면 가볍게 뛰다가, 많이 늦을 때는 사정없이 뛰어서, 12년을 다닌 결과 이렇게 건강해졌다. 10여 년을 walking, jogging, running으로 단련되어 그런지 지금까지 잔병치레라고는 없이 살고 있다.

필자의 소원은 우리 국민 모두가 건강한 삶을 누리며 장수하는 것이다. 우리 모두 99세까지 88하게 삽시다.

2012년 4월

신바람 박사 황 수 관

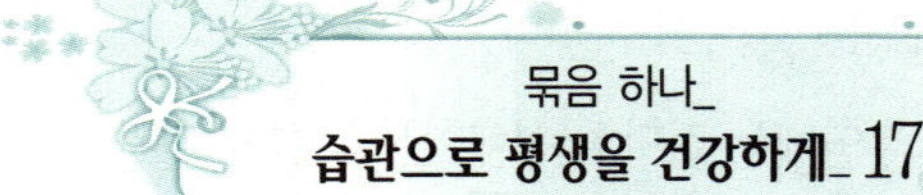

묶음 하나_
습관으로 평생을 건강하게_ 17

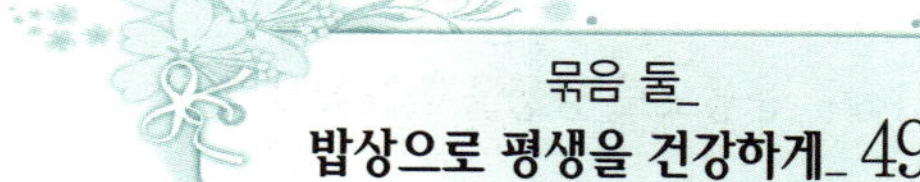

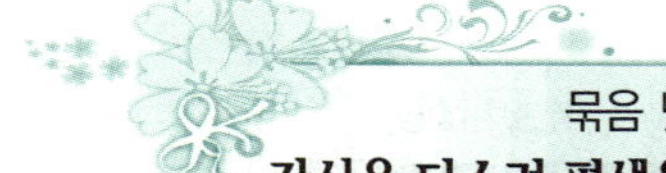

스스로 자가진단 하는 몸

내 몸의 건강상태를 알고 있는 것은 건강을 지키는데 매우 중요하다. 물론 일상에 쫓기다 보면 건강검진을 하러 일부러 병원을 찾기가 좀체 쉽지가 않다. 그냥 자기 몸을 자기 스스로 진단하는 방법은 없을까? 내 몸이 지금 건강한 상태인지, 아닌지를 아는 방법이 없을까? 건강검진을 받는 것 못지않게, 자기 스스로 건강을 진단하는, 자가진단법도 건강에 도움이 된다.

자가진단은 간단하다. 머리에서부터 발끝까지 내 몸에 아무 것도 붙어 있지 않다고 느끼는가? 그렇다면 여러분은 건강한 것이다.

언제부터인가, 내 몸에 발가락이 있다고 느껴지는가? 필경 발가락에 무좀이 있던지, 발가락에 모래가 박혀있던지 이상이 생긴 때문이다. 혹시, 지금 내 몸에 발바닥이 있다고 느끼는가? 그렇다면 발바닥에 티눈이 있거나 뭐가 박혀 있거나 해서 아프다는 말이다. 하루 종일 걸어 다녀도 발바닥이 있는지, 없는지, 모르는 상태가 건강한 상태다.

혹시, 지금 머리가 들고 다니기 너무 무겁다고 느끼고 있는가? 그렇다면 그 사람은 필경 잠이 부족하다거나, 너무 과로했다거나, 아니면 어떤 다른 이유에서 머리에 탈이 났다는 말이 된다.

평소에, 가슴속에 아무것도 없다고 느낄 때, 여러분의 심장과 폐는 건강하다고 믿어도 된다. 그러나 가슴속이 뻐근하고, 아프던지, 두근거린다면 당신의 심장이나 폐가 탈이 났는지도 모르니 서둘러 병원에 가보시기 바란다.

우리가 섭취한 음식물이 장내에서 잘 소화흡수가 안 되고, 속에서 부패하고 썩으면 어떻게 되겠는가? 그게 바로 암을 유발하게 된다. 그런데 발효가 잘 되면 소화 흡수가 잘되니까 건강해지는 거다.

우리의 몸속에서 음식이 부패가 되는지, 발효가 잘 되는지 알아보는 간단한 방법이 있다.

혼자 있을 때 방귀를 뿡 뀌어보고, 냄새가 지독하면 부패가

된 거고, 좋지는 않지만 냄새가 그리 지독하지 않으면 발효가 잘 된 거다. 오늘 가족들이 돌아오면 방귀를 다 받아서 맡아보고, 누구 방귀가 가장 지독한지, 지독한 사람에게 과일을 많이 먹이고 비타민C를 많이 먹이시라. 혹시 여러분 친구들 중에도 냄새가 지독한 분이 있으면 비타민C를 많이 먹으라고 권장하라.

자기의 몸에 아무것도 없다고 느껴지는 상태, 아무데도 불편한 것이 감지되지 않는 상태가 가장 건강한 상태라고 할 수 있다. 조물주께서는 이렇게 우리 스스로 자기 몸의 건강상태를 알 수 있게 해주셨다. *

습관으로 평생을 건강하게

우리가 건강해야 하는 이유는, 비단 나 자신의 행복한 삶을 위해서도 필요하지만, 더 나아가 다른 이를 도울 수 있는 수준에까지 이르러야 한다. 내가 건강해야 연약한 이를 섬기며 살 수 있고, 내가 건강해야 행복 에너지를 나누어줄 수도 있다.

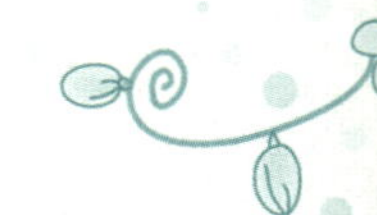

습관을 고치면
건강이 보인다

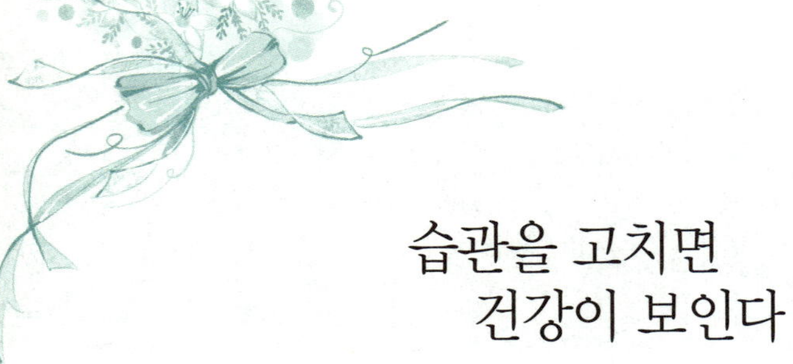

　　건강하게 사는 비결이란 쌓아야 될 것과 버려야 될 것을 적절히 조절하는 것이 아닐까? 이를테면, 사랑과 우정과 신뢰와 힘과 친구와 재물 등은 쌓일수록 좋을 것이고, 스트레스와 부정적인 생각들과 비방하는 말과 과로와 나쁜 습관과 과욕 등은 빨리 버리고 풀어버릴수록 좋은 것이다.

건강을 해치던 작은 습관 하나를 고치는 실천이야말로 온갖 보약과 영양제를 먹는 것보다 더 유익하고 바람직한 일이다.

친구가 많은
만큼 오래 산다

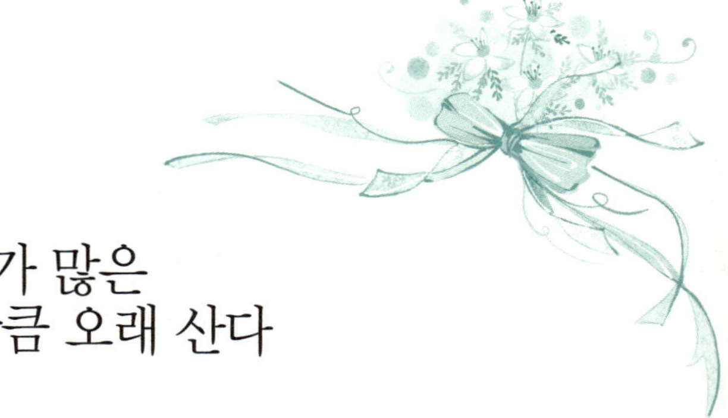

　　　　장수하는 사람들의 단 하나의 공통
점은 섭생이나 운동습관, 유전적 요
인이 아니다. 놀랍게도 친구의 숫자에 좌우되었다
고 한다.

인생의 희로애락을 함께 나눌 수 있는 친구가 많
고, 그 친구들과 보내는 시간이 많을수록 장수하였
고, 마음을 나누고 함께 할 친구의 수가 적을수록
단명하였다. 아플 때 서로 보듬어주고, 기쁠 때 진
정으로 축하해 주며, 인생의 고비고비를 함께 해주
는 친구가 많다는 것은 우리 인생 여정에서 최고의
선물이다.

과로는
사망이다!

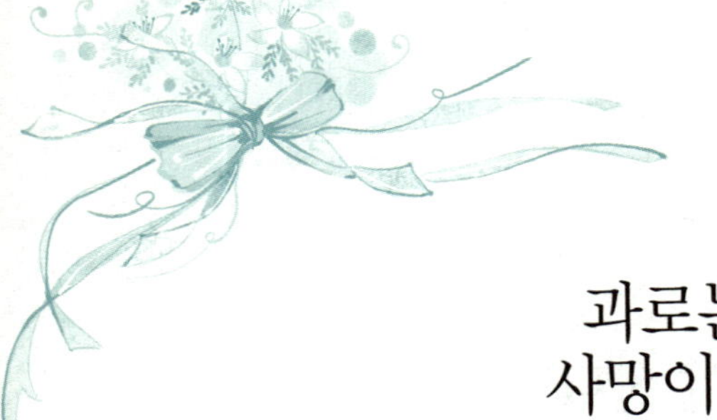

영국 의학계에서 과로를 정의하기를 '과로는 사망' 이라고 했다. 과로처럼 위험한 일은 없다. 돌연사의 경우와 잠결에 죽는 경우도 과로가 주원인으로 밝혀지고 있다.

수면 중에 죽는 경우를 보면, 그날따라 저녁밥을 과식했다거나, 운동을 갑자기 심하게 했거나, 일주일 내에 큰 충격을 받았을 때였음이 밝혀지고 있다. 과로에는 충분한 휴식과 깊은 단잠이 최고의 보약임을 명심해야 한다.

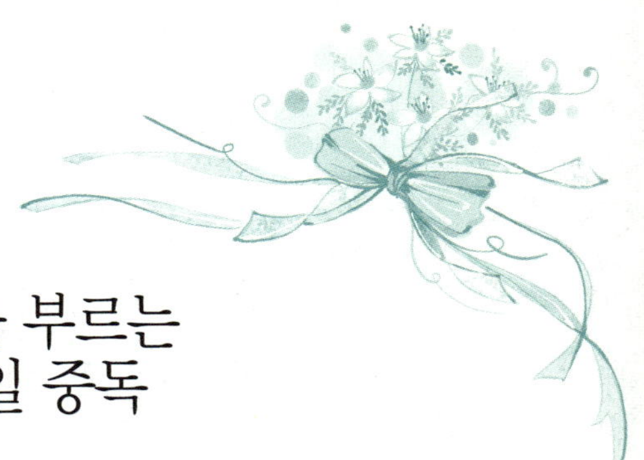

죽음을 부르는
일 중독

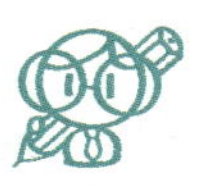주로 일 중독에 걸린 사람이 과로를 많이 하는데, 과로는 수명을 재촉하는 지름길임을 기억하시라!

왜 일 중독증에 걸린 사람들이 과로하게 되는가? 그들은 끊임없이 뭔가를 하면서 심리적 안정을 찾으려 하기 때문이다. 할 일이 없어지면 갑자기 불안해지며, 자기 존재의 이유를 찾지 못해 좌불안석한다. 그러다 보니 피로가 겹치고 쌓여서, 만성피로증후군이 찾아오게 된다.

피로,
그때그때 풀어야

아침에 일어나도 몸이 개운치를 않고, 늘 머리가 무겁고, 어깨가 한 짐 짊어진 것처럼 피로가 풀리지 않는 증세를 만성피로증후군이라고 한다.

사람은 절대 과로해서는 안 된다. 우리의 몸에 피로가 쌓이지 않도록 해야 한다. 피로를 그때그때 충분한 휴식과 수면으로 풀어가며 살아야 한다. 과로하지 말라고 열변을 통하는 황수관 박사에게 그의 아내가 거든다.

"당신이나 과로하지 마소."

충분한 잠으로
피로를 이긴다

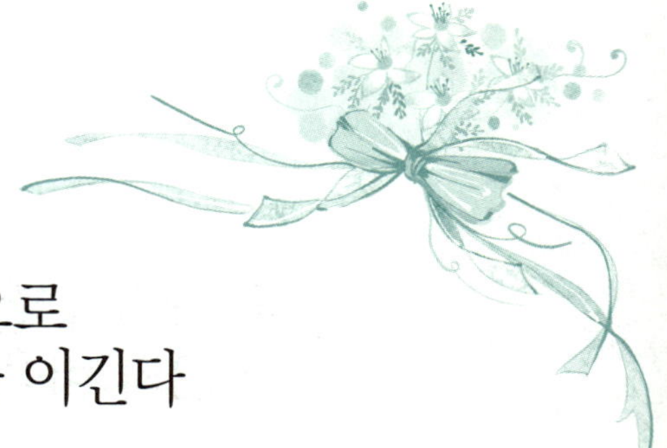

과로에 제일 좋은 약은 충분한 잠이다. 자고로 잠을 잘 자는 것은 "산삼을 먹는 것보다 낫다." 산삼을 계속 먹으면서 잠을 못 자고 일하는 사람보다, 산삼 구경은 못했어도, 매일 잠을 푹 자는 사람이 훨씬 더 건강하다. 놀랍지 않은가?

그러면 피로가 풀릴 만큼 충분한 수면의 시간은 어느 정도일까? 인간의 생체리듬을 감안할 때, 하루에 6-9시간을 자는 것이 적절한 것으로 알려져 있다.

깊은 잠과 얕은 잠
8:2의 비율

좋은 수면은 깊은 잠과 얕은 잠이 교대로 나타나지만, 얕은 잠이 전체의 20%를 넘지 않는 상태를 말한다. 일반적으로 성인이 되면 얕은 잠이 많아지면서 깊은 잠을 이루지 못한다. 이 때문에 뇌신경 세포에 과부하가 걸리게 된다.

최근에, 잠을 충분히 자면 기억력이 강화된다는 사실이 확인되었다. 좋은 상태에서 바로 잠이 들면 뇌의 기억중추인 해마의 활동도 증가되는 것으로 나타났다.

졸리면
무조건 잔다

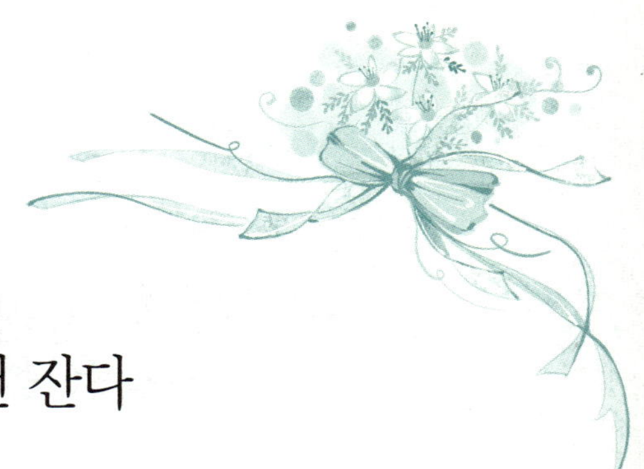

잠을 어떻게 자는 게 바람직한가? 잠도 잘 자는 비법이 있는가? 그렇다. 먼저 잠이 오면 낮이고 밤이고 무조건 자자. 그게 최고다.

지금 이 책을 읽다가도 잠이 오면 즉시 덮어놓고 자라! 나는 강연장에 가서도, 잠자는 사람 깨운 적이 없다. 한 번은 남자분이 강의 시간에 고개가 뒤로 꺾이도록 잤다. 나는 그 분을 보면서 "아하~ 저 분은 건강관리 참 잘하고 계시는구나." 라고 생각하였다.

공부를 잘 하려면
낮잠을 즐겨라

가능하면 낮잠을 조금씩, 조금씩 자는 것이 학습능력에 아주 좋다. 한 삼십 분쯤 자고 나면 아주 개운하고 좋다. 하버드 대학교에서 연구를 했다. 한 그룹은 낮잠을 자도록 하고, 한 그룹은 낮잠을 전혀 안 재우고.

그런데 놀라운 사실은 하루에 30분에서 한 시간 정도 낮잠을 잔 그룹이, 훨씬 더 기억력이 좋아지고, 공부를 잘 하게 되었으며, 학습능력이 좋아졌다는 결과가 나왔다.

몸의 리듬을
조율하는 낮잠

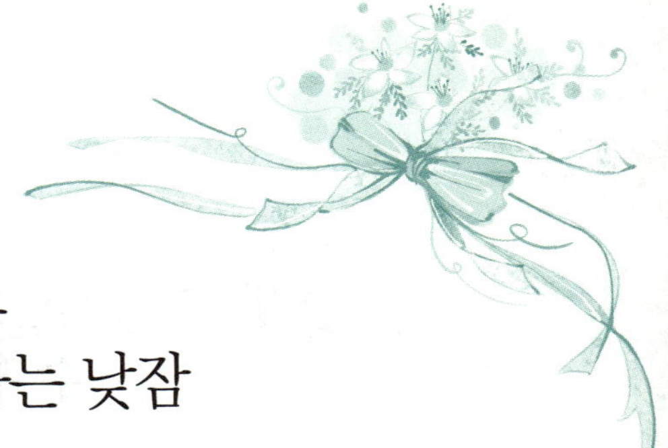

낮잠을 자게 되면 기억력이 좋아지고, 학습능력이 좋아지고, 공부를 잘 하게 되는가? 왜냐하면 뇌는 하루에 두 번 정도 쉬어주도록 만들어졌기 때문이다.

우리의 몸에는 리듬이 있는데 이것은 일종의 파장이며 규칙이다. 사람의 몸은 리듬에 늘 민감하게 반응하는데, 리듬이 떨어지면 심신의 상태, 즉 컨디션이 저조하게 되지만, 리듬이 최상이면 몸과 마음의 상태도 최고조에 달하게 된다.

출생 후 100일과 수면리듬

우리의 몸은 태어나서 100일이 지나야 수면리듬을 찾게 된다. 갓 태어난 아기는 밤낮을 잘 구별하지 못한다. 밤에는 말똥말똥 놀자고 하고, 낮에는 꼬집어도 잠을 자서 회복기에 있는 산모를 힘들게 한다.

그러다가 자신의 백일잔치를 하는 날, 낮에 방실방실 웃어서 가족들을 기쁘게 하고, 그날 밤부터 잠을 잘 자게 되어 엄마를 훨씬 수월하게 한다. 수면리듬을 찾은 것이다.

REM sleep이 건강한 잠이다

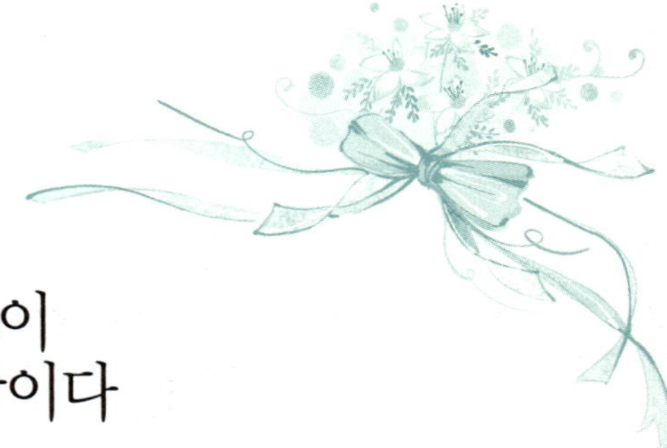

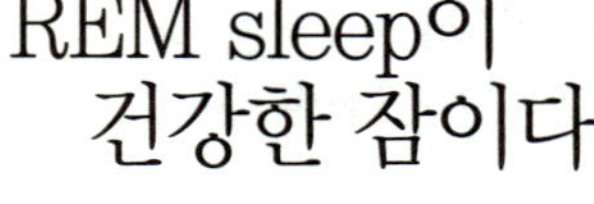 우리의 몸은 먼동이 트는 아침이면 누가 깨우지 않아도 자연히 잠이 깨게 되고, 해가 넘어가면 노곤하여 잠을 자게 되는데, 이것은 우리의 몸에 자연의 질서 속에, 순응하려는 수면리듬이 있기 때문이다.

몸은 12시간 마다 잠이 오도록 되었는데 이때 REM sleep이 이루어진다. 얕은 잠에서 깊은 잠으로 떨어질 때, 깊은 잠에서 얕은 잠으로 올라올 때 REM sleep이 일어난다. 이때는 반드시 꿈을 꾸게 된다.

잘 때는 눈알이
뱅글뱅글 돌아야

REM sleep 이란 것을 간단히 설명하자면 R은 Rapid, 빨리 빨리라는 뜻이요, 'E' 는 Eye 눈이고, 'M' 은 Movement 움직임을 뜻한다. 깊이 잠든 아이에게서 눈알이 뱅글뱅글 움직이는 것을 보게 되는데, REM sleep 이란 이렇게 눈알이 뱅글뱅글 수면상태를 가리킨다.

깊은 잠을 자는 중이면 눈알이 뱅글뱅글 돌아다닌다. 그럴 때, 탁 깨우면서 "너 꿈꿨지?" 그러면, "엄마! 맛있는 거 먹고 있는데 왜 깨워~" 라고 신경질을 낸다.

단순하게
살아라

애들은 건강하고 나이가 들수록 건강하지 못한 이유를 아시는가? 첫째, 애들은 잘 웃기 때문에 건강하다. 둘째, 애들은 단순하기 때문에 건강하다. 우리가 건강하기를 원한다면, 단순해지는 노력을 해야 한다.

즐거울 때는 하하 웃고, 슬플 때는 같이 엉엉 울고, 감동이 있을 때는, 맞다~ 맞다~ 박수치고 그래야 건강하다. 누가 무슨 말을 할 때마다 "말하는 저의가 뭐냐?" 이러면 골치 아파진다.

꿈과
수면의 단계

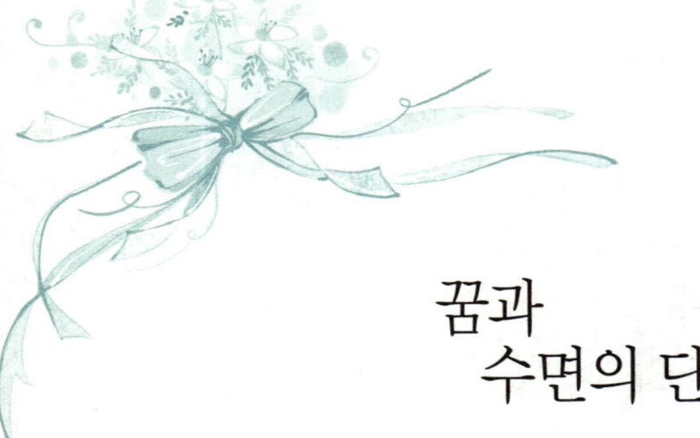

수면은 얕은 잠, 보통의 잠, 깊은 잠으로 이루어진다. 꿈을 꾸는 수면 단계는 전체 수면의 20%를 차지한다. 이때 뇌파는 깨어 있을 때와 비슷하고 호흡도 불규칙해지고, 심장박동도 빨리 뛰며 혈압도 오른다. 또한 근육이 풀어져 힘이 빠지는 현상을 보인다.

이러한 수면의 단계를 대략 90-100분 정도, 하룻밤에 4-5차례 반복하면 좋은 수면이다. 꿈을 꾸는 수면에 들어갈 때, 건강한 잠이 된다.

단꿈을 꾸는 건
건강하다는 증거

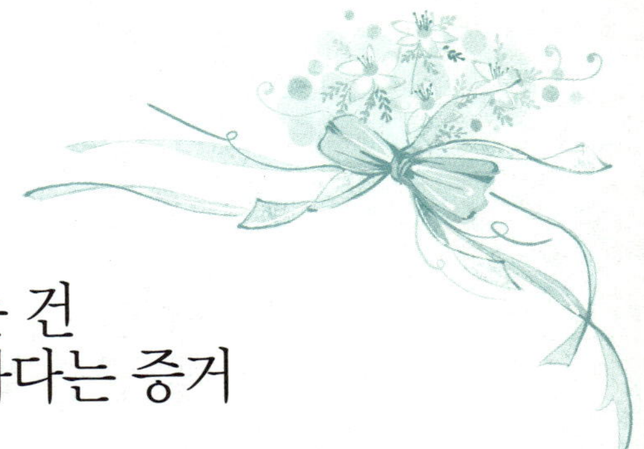

우리는 밤에 몇 번 꿈을 꾸는가? 최근의 발표에 의하면 꿈은 뇌의 후두엽에서 만들어 내는 것으로 밝혀졌다. 우리는 보통 하룻밤에 네 번쯤 꿈을 꾼다. 90분마다 20분씩 네 번쯤 꿈을 꾼다.

꿈을 꾸되, 단꿈을 꾸는 사람이 아주 건강한 사람이다. 가끔 아침에, 어른들이 꿈자리가 뒤숭숭하다고 하는 것은 새벽녘에 깊은 잠을 못 잤다는 말이다. 아침에 일어나서 꿈 생각이 나는 것은 일어나기 직전에 꾼 꿈이 생각나는 것이다.

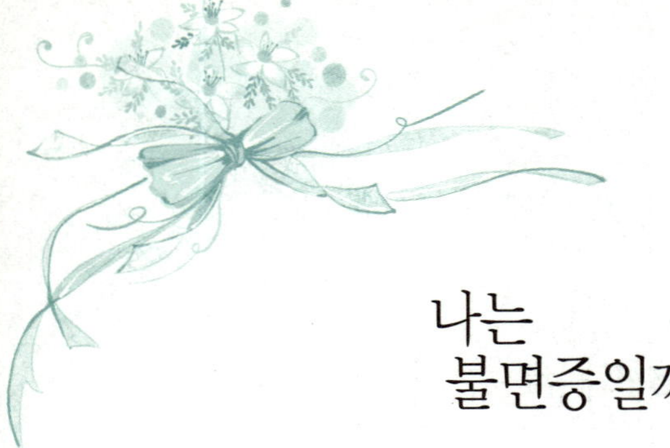

나는
불면증일까?

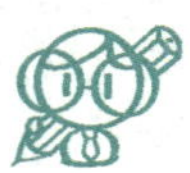 * 자려고 할 때, 미열이나 숨이 답답한 것을 느끼는가?

* 차 소리나 TV 소리, 라디오 소리에 신경이 쓰이는가?

* 잠들 때까지 30분 이상 걸릴 때가 많은가?

* 밤중에 한 번 쯤 잠을 깨는가?

* 항상 꿈을 기억하는가?

* 잠에서 깨면 머리가 무겁고 나른한가?

* 건망증이 심하고 계산이 잘 틀리는가?

* 우울하고 만사가 귀찮은가?

(위에서 3개 이상에 해당되면 잘못된 수면인가 의심해야 한다.)

가장 좋은
수면의 자세는?

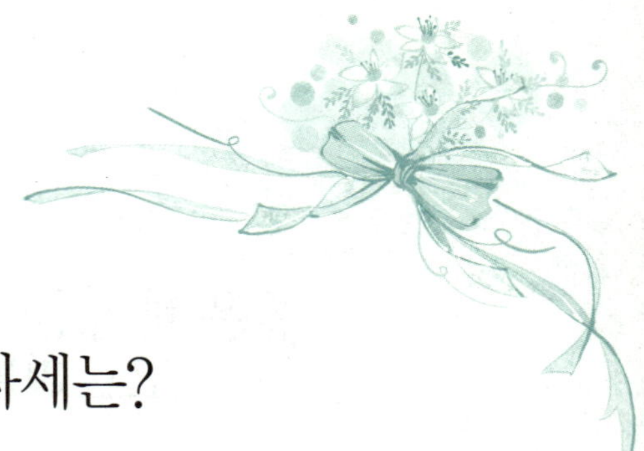

　수면이 부족할 경우에, 우리 몸은 신경 및 여러 가지의 근육질환이 발생되고 성장장애, 발육부진, 성기능장애 등 호르몬 질환이 발생된다. 그러므로 수면환경을 개선해야 한다.

좋은 수면환경이란 무엇인가? 먼저 우리 몸의 경추가 좋아하는 C라인을 살려주는 잠자리를 만들어라. 이때, 베개는 경추의 C곡선을 보호할 수 있도록 적당한 높이, 자기 주먹 정도 높이의 베개를 목 뒤에 바로 받쳐주는 것이 가장 좋다.

좋은 베개를
고르려면?

지나치게 높다거나 지나치게 낮은 베개는 삼가야 한다. 왜냐하면 높은 베개는 경추와 등 뒤의 어깨 근육을 압박하고, 낮은 베개는 목의 곡선을 유지시키지 못하기 때문이다. 단, 옆으로 누워 잘 때는 어깨 높이를 고려해 6-8cm보다 2cm 정도 높은 베개를 사용하는 게 좋다.

또한 딱딱한 베개는 목 근육과 골격에 무리를 주고, 지나치게 푹신한 베개는 솜처럼 안락하지만 머리와 목이 파묻혀 경추곡선을 흐트러뜨린다.

잠을 잘 자면
암도 예방된다

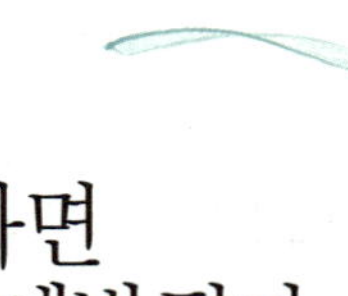 잠을 잘 자면 암도 막는다. 왜냐하면 잘 자는 잠은 각종 호르몬을 균형 있게 분비해 암의 발생과 진행을 막기 때문이다. 잠을 제대로 못 잘 경우에는 코티졸, 에스트로겐, 멜라토닌 등 암과 관련 있는 호르몬 등 분비물질의 불균형이 일어날 수 있다.

면역체계를 조절하는 스트레스 호르몬인 코티졸은 새벽에 분비량이 최고조에 이르고 낮에는 줄어들게 된다. 수면장애로 코티졸의 분비리듬이 심하게 교란되면 암에 걸릴 위험이 더 커진다.

후천 뇌와 선천 뇌

우리의 뇌는 후천 뇌(좌뇌)와 선천뇌(우뇌)로 구분한다. 후천 뇌에는 태어나서부터 보고, 듣는 것이 입력된다. 선천 뇌는 태어나기 전에 유전적으로 정보가 내려와서 이미 입력된다.

분명히 처음 와 보는 곳인데, 언젠가 와본 것 같은 이상한 느낌이 들 때가 있다. 이는 조상들의 유전적 정보를 선천적으로 가지고 태어나기 때문이다. 즉 우뇌가 유전적 정보를 가지고 있기 때문에 기억하는 것이다.

수면의 환경을
정비하라

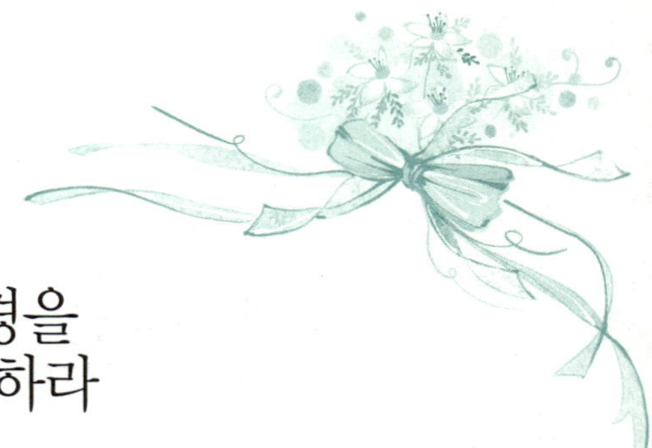

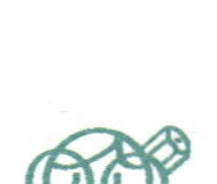 불면증으로 고생하는 사람들이 많이 있다. 임상적으로 불면증은 증상이 한 달 이상 지속되는 경우를 말한다. 불면증의 주된 원인은 과도한 스트레스나, 불규칙한 수면생활 또는 약물중독으로 인한 정신적 요인이나, 질병으로 인한 통증 때문이다.

수면은 뇌에서 이루어지는 것이므로, 병에 따라서는 뇌의 여러 가지 기능에 장애를 일으켜 불면증을 유발하기도 한다. 뇌동맥경화, 고혈압, 뇌출혈 등도 불면증에 시달리게 한다.

생체 리듬을
따르라

우리의 몸에는 생체 리듬이 있다. 가령, 언제나 12시에 점심을 먹는 사람이라면, 열한시 오십분 쯤 되면 몸에서 "아, 우리 주인이 점심을 들여보내겠구나." 하고는 미리 위산을 분비하고, 호르몬이 분비되어서, 시장기를 느끼게 한다.

수면에도 생체 리듬이 작동을 하여 시간을 정해놓고 자는 게 좋다. 잠자리에 드는 시간이 불규칙하면 생체 리듬이 깨져서 건강을 해치게 된다. 생체 리듬은 우리의 몸이 건강을 유지하도록 지켜주는 신호등의 역할을 한다.

건강을 유지하게
해주는 생체 리듬

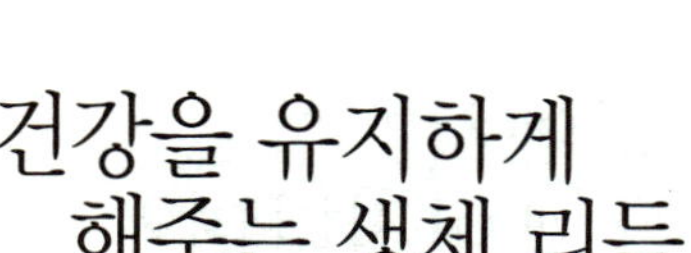 건강하기 위해서는 일상적인 생활을 시간을 정해놓고 하는 것이 좋다. 우리의 몸은 뛰어난 기억력을 갖고 있어서 그 기억에 의해 신체의 기관이 움직인다.

만일, 저녁에 아홉시에 자던 사람은 늘 아홉시에 자는 것이 좋고, 열시에 자던 사람은 늘 열시에 자는 것이 좋다. 왜냐하면 우리 몸에는 생체 리듬이 있어서 그 리듬을 기억하므로 생체 리듬에 자신을 맡겨야 한다.

우리의 몸에서
리듬이 깨어진다면?

우리의 인체는 모태에서 달이 차면 태어나고, 태어나서 성장하며, 성장한 후 노화하는 일련의 과정이, 생체리듬에 의해 이루어진다.

불규칙한 수면이 인체에 미치는 영향에 대하여 연구하기 위하여, 야간열차의 기관사들을 대상으로 신체검사를 한 결과, 콩팥 바로 위에 있는 부신피질에서 코티졸이 분비되는 것을 발견하였다. 또한 불규칙한 수면이 계속되면 코티졸 뿐만 아니라, 모든 호르몬이 혼선을 일으켜서 생체 리듬이 제멋대로 움직인다는 사실을 발견했다.

최고의 실력을 원한다면 리듬의 주기를 타라

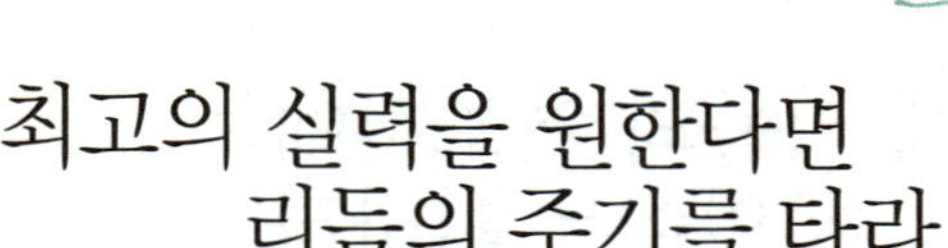 사람에게는 신체 리듬, 감성 리듬, 지성 리듬이 있으며 이들 리듬의 한 주기는 고조기와 저조기로 되어 있다. 고조기인 활동기 때는 좋은 컨디션을 갖게 되며, 저조기는 휴양기로 고조기를 위한 준비기간이다.

고조기에 달하게 되면 우리의 인체는 최상의 컨디션을 나타내는데 이때, 바로 일의 능률이 극대화된다. 신체 리듬이 고조기에 있는 운동선수는 더 좋은 기록을 세울 수 있을 것이고, 지성 리듬이 고조기에 있는 입시생은 더 좋은 성적을 얻는다.

생체 리듬의 저조기에는 무엇이든 피하라

인체의 세 가지 리듬이 동시에 저조기에 달하게 되면, 우리 인체는 최하의 컨디션을 나타내게 된다. 생체 리듬이 고조기에서 저조기로 전환하는 시점에는 리듬이 급격히 바뀌어 심신이 불안정하고 스트레스에 매우 약해지며 무기력해지는데 이 날은 위험일이다.

1982년에, 김득구 선수가 쓰러진 날이 신체리듬, 감성 리듬, 지성 리듬이 모두 저조기에 있었고, 4일 후에 사망한 날이 위험일이었음이 밝혀진 바 있다.

수면 리듬을
지켜야 건강하다

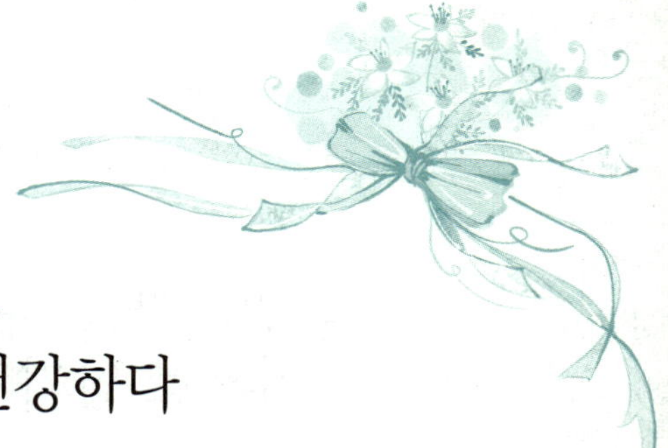

옛날, 우리 조상들의 수면 리듬은 아주 정확했다. 해가 서산에 지면 불빛이 없으니까 야간활동을 못하고, 자연히 일찍 잠자리에 들어 충분한 수면을 취했다. 또한 충분히 수면을 취했으므로 아침 일찍 일어나서 논밭을 둘러보며 규칙적인 생활을 하였다.

일찍 자고, 일찍 일어나는 형을 종달새 형이라고 하고, 늦게 자고 늦게 일어나는 형을 올빼미 형이라고 하는데, 과거의 조상들은 전부 종달새 형이었다.

취침시간을 자정
이후로 넘기지 말라

우리의 인체는 최소한 자정 이전에 잠을 자야만 건강에 좋다. 우리가 깊은 수면에 빠지도록 하는 멜라토닌은, 보통 저녁 10시부터 새벽 2시까지 분비되기 때문에, 10시 쯤 잠자리에 들면 깊은 잠을 잘 수 있다. 밤 12시 이후에 잠자리에 들어 깊은 잠을 잘 수 없는 것은, 그때부터 깨어나는 호르몬인 코티졸이 분비되기 때문이다.

그러므로 잠이 오지 않을 때, 멜라토닌을 복용하는 것이 좋다. 멜라토닌은 깊은 잠을 자게 하면서 암도 예방해 준다.

노화의 방지에도 효과가
뛰어난 멜라토닌

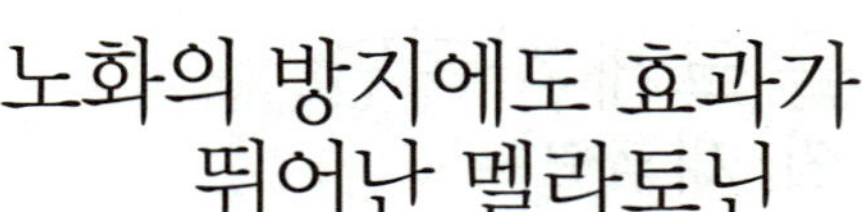

얼마 전에 유방암에 걸린 여성들을 조사해 보니, 거의 100%가 밤에 깊은 잠을 자지 못하고 있었다는 통계가 나왔다. 왜 어린 아이들일수록 깊은 잠을 자고 나이가 들수록 수면장애를 겪게 되는가? 그 이유는 멜라토닌의 분비량이 나이가 들어감에 따라 감소하기 때문이다.

애들은 멜라토닌이 많이 분비되어 깊은 잠을 잔다. 멜라토닌은 주로 밤에, 주로 어두울 때 많이 분비된다.

키를 크게 하려면
일찍 재워라

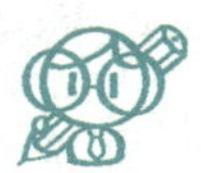 사람이 일찍 자면 멜라토닌이 분비되어서 깊은 잠을 자게 된다. 그리고 어린이의 경우에는 일찍 자게 되면 성장 호르몬이 증가된다. 그리하여 키가 크는 것을 돕는다. 어른들에게도 성장 호르몬이 증가하면 온 몸의 장기가 새로워진다.

인간은 출생 후, 청소년기로 이어지면서 지속적인 성장과 성숙을 이루는데, 이 과정에서 여러 가지 체내 호르몬들과 성장 인자들이 필요하다. 이때, 숙면을 통해서 분비되는 성장호르몬이 충족시켜 준다.

밥상으로 평생을 건강하게

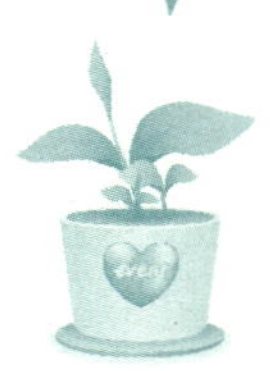

건강하게 사는 비결이란 쌓아야 될 것과 버려야

될 것을 적절히 조절하는 것이다. 사랑과 우정

과 신뢰와 힘과 친구와 재물 등은 쌓일수록 좋

고, 스트레스와 부정적인 생각들과 비방하는 말

과 과로와 나쁜 습관과 과욕 등은 빨리 버릴수

록 좋다.

몸이 여위어 간다면
잠의 습관을 살펴보라

성장 호르몬이 많이 분비되면, 뼈, 근육, 세포 등을 생산한다. 그렇게 되면 피부의 두께가 증가되어 노화를 지연시키고, 성기능이 좋아지며, 노화로 인한 불면증 개선과 면역작용의 회복 및 근력 증가와 운동능력의 증가, 심지어 불임치료로서 배란을 유도하는 기능을 한다.

잠을 푹 자는 사람이 예뻐진다고 해서, 미인은 잠꾸러기라고 하는 것도 여기에 근거한 이야기다. 그러므로 일찍 잠자리에 드는 습관을 들이도록 하자.

가장 좋은 수면시간은?

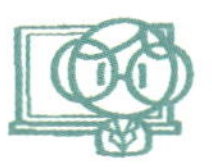

얼마 동안이나 잠을 자야 건강을 유지할 수 있을까? 우리의 몸은 적어도 하루에 여섯 시간 이상은 꼭 자야 된다. 만약, 여섯 시간 이상 숙면을 하지 못하면 생체 리듬이 깨어지고, 건강이 망가지기 시작한다.

몸의 건강을 유지하기 위해서라면 8시간 정도 자야 한다. 우리가 건강을 유지하려면 하루를 셋으로 구분해야 한다. 8:8:8의 비율로 8시간 일하고, 8시간 잠자고, 8시간 쉬어야 된다.

8시간의 숙면이 장수의 비결

하루에 8시간의 숙면을 하는 사람이 가장 오래 살았다는 보고가 있다. 6시간 이하로 자는 사람을 연구해보니, 14년 뒤에 50%가 일찍 죽더라는 사실을 보스턴 의과대학 팀이 발표하였다. 그런데 반대로 매일 9시간 이상을 자는 사람도 14년 뒤에 보니, 70%가 일찍 죽었다. 또한 하루에 다섯 시간 이하로 자는 사람의 경우 심장병 발병률이 39%가 높은 것으로 나타났다. 하루에 아홉 시간 이상 자는 사람도 심장병 발병률이 37%나 높은 것으로 나타났다.

수면의 부족은
식욕을 자극한다

북미 비만학회에서, 연구한 바에 따르면 32-59세의 성인 중에서 하루에 잠자는 시간이 4시간 미만인 사람은, 7-9시간 수면을 취하는 사람들에 비해서 비만이 될 가능성이 73% 높게 나왔다. 또한 하루에 5시간 자는 사람은 50%, 6시간 자는 사람은 23%씩 비만의 가능성이 높은 것으로 발표하였다.

잠이 부족하면 식욕을 억제하는 호르몬인 렙틴의 혈중농도가 낮아지고, 식욕을 촉진하는 호르몬인 그렐린의 분비가 증가하기 때문이다.

과도한 TV의 시청,
수면장애가 비만의 원인

8천 명의 어린이를 대상으로 연구한 결과에 따르면, 아이들이 매주 TV를 보는데 1시간을 더 소비할수록 과체중이 될 위험은 3% 정도 증가하는 것으로 나타났다. 정상 체중을 유지한 아이들은 주당 14.12시간 TV 시청을 했다.

반면에, 처음에는 과체중이 아니었으나 연구 중 과체중이 된 아이들은 주당 15.63시간 동안 TV를 시청을 한 것으로 조사되었다. 또한 잠들기 전에 TV를 보면 각성이 되고, 수면장애로 이어진다.

잠이 부족하면
뇌세포가 죽는다

쥐를 가지고 실험을 했는데 이틀 동안 잠을 안 재우니까 쥐들이 모두 죽어버렸다. 이틀 동안 못 잤다고 죽다니 왜 그런가? 수면이 부족해지자 뇌세포를 상하게 하는 호르몬인 시토킨(cytokine)이 증가되어, 뇌세포의 손상으로 죽은 것이다. 사람이 잠을 설치게 되면, 하루에 뇌세포가 십만 개가 죽는다고 한다. 사람의 뇌에서 한 번 죽은 뇌세포는 절대 재생되지 않는다. 그러므로 골이 비어 치매가 빨리 오게 된다.

건망증과
치매의 차이

금방 안경을 벗어 놓고 어디에 두었는지 몰라서 찾아 본 경험이 있다면, 그건 치매가 아니라 건망증이니 안심하시라. 그럼 치매는 어떤가? 금방 벗은 안경을 들고 이리저리 보며 "이 물건을 어디다 쓰지?" 그러면 치매다. 숟가락을 들고 "이거 어디에 쓰지?" 이게 치매다.

혹시, 계단에 걸려 넘어졌는데 이거 올라가다 넘어졌는지? 내려가다 넘어졌는지? 잘 모르겠는 분, 또 어린애를 데리고 쉬를 시킨다고 쉬~쉬~하다가 자기가 소변을 본 사람이 치매이다.

불면증을 이기는
간단한 방법

불면증을 이기는 간단한 방법이 있다. 저녁 식사를 하기 전에 40-50분 정도 가볍게 운동을 하라. 그리고 따뜻한 물에 샤워를 한다. 조금 이른 시간에, 저녁 식사를 가볍게 하고, 일찍 잠자리에 들어 보시라.

운동을 하면 몸이 적당히 피로해지고, 거기에다 따뜻한 물에 목욕을 하면 혈관이 확장되어서 혈액순환이 잘 된다. 그런 후에, 저녁 식사를 가볍게 하면 식곤증이 와서 깊은 숙면의 단잠을 자게 된다.

수면에
방해가 되는 술

술을 수면제로 이용하는 경우에, 술에 대한 의존과 내성이 발생하고, 간, 위장관 및 뇌 등에 심각한 변화를 일으킨다. 잠이 들기 전에 마시는 술은 불안을 감소시키고 잠을 빨리 들게 하지만, 수면 후반기의 숙면에 악영향을 미친다. 자다가 자주 깨도록 만들고, 꿈을 많이 꾸게 하여 수면의 질을 낮춘다.

또한 술은 호흡에 관련된 근육의 활동을 둔화시키므로, 코골이와 수면무호흡증이 악화된다.

번민은 작게,
잠은 충분하게

소번다면(少煩多眠), 작게 번민하고 충분한 수면을 취해야 된다. 잠자리에 들기 전에는 화도 풀고, 고민도 내던지고, 무사히 하루를 마감하게 하신 것을 감사함으로 잠자리에 들자.

되도록이면 아름답고 행복했던 일, 기분 좋았던 일들을 떠올리며 잠자리에 드는 것도 숙면에 좋다. 절대로 스트레스 상태에서 잠자리에 들지 않도록 해야 한다. 화가 치밀고 기분이 나쁜 상태에서는 숙면을 취할 수가 없다.

밥이
보약이다

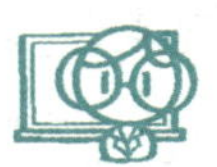 아이들이 몸이 아파 병원에 데려가면 의사가 반드시 묻는 세 가지가 있다. 첫째는 잘 먹느냐? 둘째는 잘 자느냐? 셋째는 잘 노느냐? 이 세 가지가 건강의 관건이라 할 수 있다. 이중에 중요한 것이 밥이다. 약식동원(藥食同源), '약하고 밥은 동일한 원천이다.'

히포크라테스는 "음식으로 못 고치는 병은 약으로도 못 고친다." 라고 했다. 건강을 지키기 위해서는 기본적으로 잘 먹어야 한다. 잘 먹는 것이 최고의 보약이다.

식사에도 원칙이 있다

무엇을, 어떻게 먹는 것이 잘 먹는 것일까? 먼저 잘 먹는다는 것은 '음식을 골고루 잘 먹는 것'을 뜻한다. 고기도 먹고, 두부도 먹고, 채소도 먹고, 과일도 먹는 '골고루 식사법'이 더없이 좋다.

우리의 몸은 수만 가지의 영양소로 구성되어 있기 때문에 음식을 골고루 잘 먹어야 한다. 건강하려면 채식만 해서도 안 되고, 육식만 해서도 안 된다. 제철의 음식을 골고루 먹어야 한다.

잡식을 하라

우리의 몸은 잡식(雜食)을 하도록 되어 있다. 보통 채식만 하는 동물은 장의 길이가 사람의 장보다 3-4배나 길고, 육식만 하는 동물은 우리의 장보다 길이가 짧다. 또한 치아의 구조도 채식만 하는 동물들은 채소들을 씹거나 되새김질을 하기에 좋도록 이가 뭉툭하고, 육식만 하는 동물들의 이는 아주 날카롭고 뾰족하다.

사람의 구강구조 역시 단단한 음식, 질긴 고기나 야채를 골고루 먹을 수 있도록, 뭉툭한 어금니와 뾰족한 송곳니, 앞니 등이 갖추어져 있다.

장수하려면
고기를 자주 드시라

이름난 장수촌의 사람들을 찾아가 그들의 식습관을 알아보면, 그들은 반드시 고기를 즐겨 먹는 것을 볼 수 있다. 일본의 오키나와에서 90살 넘으신 할머니께 "평소에 뭘 잘 드시기에 건강하십니까?" 하고 여쭤보니 "돼지고기를 좋아한다." 라고 하였다.

우리나라의 북제주군이 장수촌인데, 그곳 주민들은 평소에 된장하고 똥돼지를 잘 먹는다고 한다. 특히, 일본 사람들은 돼지고기를 잘 먹는데, 한꺼번에 많이 안 먹고 평소에 조금씩 자주자주 먹는다고 하였다.

고기는 적게,
채소는 많이

고기를 자주 먹어야 건강하게 오래 살 수 있다. 왜냐하면 고기를 안 먹으면 기가 떨어져서 오래 못살기 때문이다. 고기(高氣)는 말 그대로 '기를 높인다'는 뜻이 있다. 불교에서는 기를 높이는 음식 다섯 가지, 오신채(五辛菜)를 안 먹는다. 절에서 금하는 음식 오신채로는 부추, 마늘, 파, 생강, 달래, 거기에 고기까지 포함된다. 그렇지만, 자주 고기를 먹되 조금 적게, 채소는 먹되 조금 많이 먹는 것이 가장 좋다.

우리의 몸에 절대 필요한 오메가3 지방산

오메가3 지방산은 등 푸른 생선에 가장 많이 함유되어 있는 몸에 좋은 지방산으로, 체내에서 합성되지 않아 꼭 음식으로 섭취해야하는 필수지방산이다. 오메가3의 효능으로는 콜레스테롤 조절 및 혈액순환 개선, 심혈관질환 예방, 두뇌개발, 시력보호 기억향상, 치매예방, 당뇨증상의 개선, 혈압조절 그 밖에 항암효과와 소염작용을 하는 것으로 보고되어 있다.

주로 연어, 참치, 고등어, 방어 같은 어류나, 쇠비름나물, 참기름, 들기름, 호두 등에 많이 있다.

식사 때마다
비타민C를 챙겨야

비타민C는 반드시 음식이나 약을 통하여 먹어야 한다. 비타민C는 다른 비타민과 달리 체내에서 합성이 안 되기 때문에 반드시 먹어야 한다. 고기를 먹으면, 비타민A가 만들어지고, B, D, K가 만들어진다. 모두 우리의 몸속에서 재합성이 가능하다.

그러나 유독 비타민C 만큼은 우리의 몸속에서 만들 수가 없어서 외부에서 들어와야 된다. 비타민C를 먹지 않으면 건강이 나빠지면서 심지어 생명도 잃을 수가 있다.

옛날 사람들이
단명했던 이유

생명의 묘약인 비타민C는 뜨거운데 들어가면 없어진다. 과일이 부족했던 옛날에는 대부분의 사람들에게 비타민C 결핍 증세가 있었을 것이다. 우리 조상들은 밥 먹고, 국 먹고, 거기에 비타민C가 들어 있었을까? 당연히 없다. 펄펄 끓인 밥과 국에 비타민C가 남아 있을 리 만무하다. 밥 먹고 국 먹고, 밥 먹고 된장국 먹고, 그러니까 단명하여 일찍 죽었던 것이다. 물론, 모두 비타민C가 부족해서 죽었다고는 말할 수 없지만 영향이 없다고도 말할 수 없다.

생명을 소생시켜 주는 비타민C

비타민C가 부족하면 생명이 위험하다는 사실을 어떻게 알았을까? 육지에서 그렇게 건강하던 사람이 배를 타고 멀리 나가 한두 달 고기를 잡다보면 시름시름 앓다가 죽어 이상히 여기게 되었다. 그러던 어느 날, 배가 암초에 부딪혀서 파선을 당했을 때, 겨우 살아 남아 무인도에 닿은 사람들이 허기를 채우려고, 오렌지 나무의 열매를 따 먹었는데, 다 죽어가던 사람들이 모두 살게 되었다. 비타민C 결핍증에 걸렸던 사람들이 비타민C를 먹어주니까 모두 살아났던 것이다.

체내에서 음식물의
발효를 도와주는 비타민C

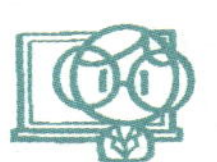 비타민C를 먹으면 감기의 예방뿐만
아니라 암의 방지에도 도움이 된다.
또한 음식물의 발효를 도와줘서 소화흡수를 잘 되
도록 해주니까 온 몸의 건강상태가 좋아진다고 한
다. 우리가 섭취한 음식물이 장내에서 잘 소화흡수
가 안 되고, 속에서 부패하고 썩으면 어떻게 되겠
는가?

그게 바로 암을 유발하게 된다. 그런데 발효가 잘
되면 소화흡수가 잘 되니까 건강해진다. 방귀의 냄
새가 지독한 사람에게 과일을 많이 먹이고, 비타민
C를 많이 먹이시라.

배변을 도와주는 섬유질 음식

고추장, 된장, 청국장, 김치, 특히 김치는 완전 발효식품이라 지금은 세계 5대 식품 중에 들어가 있다. 우리나라 사람들이 그 무서운 사스가 왔을 때도 거뜬히 넘어간 것은 바로 이러한 발효 식품을 잘 먹었기 때문이다.

과일은 많이 먹을수록 좋다. 그 다음에 나물, 채소 등을 많이 먹어야 된다. 섬유질이 보유하고 있는 수분들 때문에, 변이 나올 때 배출하기 좋도록, 끝은 뾰족하고 가장자리는 매끌매끌하게 해주어 쑥쑥 잘 빠지게 된다.

대장암을 예방하려면
변비를 막아라

우리가 섭취한 음식물이 위에서 소화되어 장으로 내려가면, 장에서는 음식물 찌꺼기 속에 있는 물기를 싹 빨아들인다. 그런데 이 과정에서 물기를 완전히 다 빨아들이면 변이 돌같이 되므로 변비가 되는 것이다.

그렇게 되면 변을 볼 때, 항문이 찢어지게 된다. 이런 상황이 반복되다 보면 치질이 오고, 돌덩어리 같은 변이 나올 때, 항문에 상처가 생긴다. 자꾸 반복되면 암으로 발전할 가능성이 높아진다.

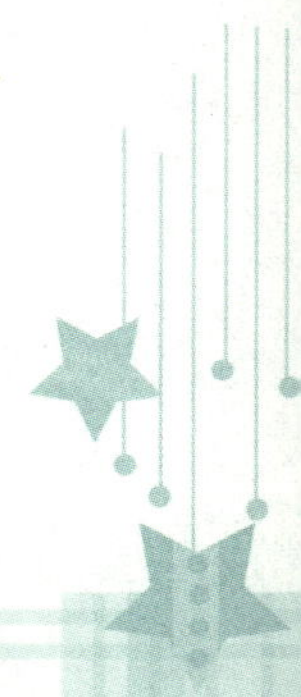

끼니마다 먹어야 할
섬유질 음식

대장암이 발생되는 원인은 나쁜 식생활과 스트레스, 운동부족 등에서 찾을 수 있으나 주된 원인은 서구화된 나쁜 식생활 때문이다. 하루 속히 식생활을 개선하여 옛날 우리 조상들이 드시던 밥상으로 돌아가야 한다.

산나물, 들나물 캐먹고, 뒷밭에 무공해 채소 키워먹고, 우거지 뜯어먹고, 콩잎, 깻잎에 밥 싸먹고 무청, 배춧잎 말린 시래기를 넣어서 된장찌개 보글보글 끓여먹도록 하자. 즉 섬유질 음식을 끼니마다 먹는 것이 최고이다.

장 청소를 해주는
식이섬유

나물이나 채소를 먹어서 섬유질이 장 속에 들어가면 어떻게 되는가? 사람이 음식을 삼키면 위로 가는데, 위에서 소화시켜 내려 보낸 음식 찌꺼기들을, 장에서 아무리 물기를 빨아 들여도, 섬유질이 보유하고 있는 물기는 못 빼앗는다.

거기에 더 감사한 것은 이 섬유질은 밖으로 나올 때, 그냥 안 나오고, 몸속에 있는 발암물질을 흡수하고, 중금속, 납 등 온갖 나쁜 성분을 모두 흡수해서 쫙 빼내어 깨끗하게 장 청소를 해준다.

위의 연동운동과
변비, 숙변

우리가 음식을 삼키면 식도에서부터 연동운동이 이루어진다. 먹은 음식물이 좀 빨리빨리 내려가면 설사가 되고, 너무 천천히 내려가면 변비가 되고, 그게 정체되면 숙변이 된다.

변비, 숙변에서 가스가 발생하면 심한 경우 뇌에까지 손상을 입힌다. 섭취한 음식물이 식도에서 위로, 위에서 소장으로, 소장에서 대장으로 내려가게 되는데, 내려가는 속도가 느리면 느릴수록 수분 흡수를 더 많이 하게 된다. 그 결과, 변비와 숙변이 쌓이게 되고, 치질을 유발한다.

섬유질 음식으로
자극되는 연동운동

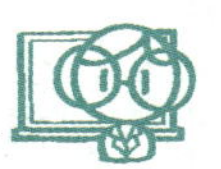 섬유질 음식을 먹으면 연동운동이 조금 빨리 이루어진다. 거기에다 수분을 머금고 있어서 내려가는데 수월해진다. 그리고 섬유질의 거칠거칠한 부분들에 온갖 나쁜 찌꺼기들을 잡아끌고 나가기 때문에 장 청소까지, 일석삼조의 효과를 보게 된다.

이때, 아울러 매일 아침에 변을 보는 습관을 갖고, 아랫배를 시계 방향으로 원을 그리듯 마사지 한다. 그리고 훌라후프를 돌려 장에 자극을 주며 스트레스 관리를 잘하면 변비, 숙변, 치질, 대장암에서 해방된다.

짜게 먹는 습관을 버리자

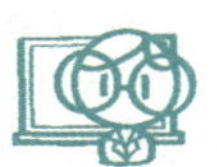음식을 짜게 먹으면 신체적으로 부작용이 발생한다. 소련의 코카커스 지방이 장수촌으로 알려져 있는데, 그 사람들은 100살에도 들에 나가 일을 한다고 한다.

어떻게 100세에 들에 가서 일을 할 만큼 건강한가를 알아보니, 음식을 아주 싱겁게 먹더라는 것이다. 또한 그들은 우유를 많이 마신다. 우유는 복합 영양제다. 할 수 있는 대로 우유를 많이 드시기 바란다. 그 다음에 과일과 채소를 많이 먹는다는 사실을 알게 되었다.

혀를 교란시키는
젖산

우리나라 사람이 왜 짜게 먹게 되는지 아는가? 우리가 즐겨 먹는 김치에서 그 원인을 찾을 수 있다. 잘 발효된 김치 속에는 젖산이라는 성분이 들어 있는데, 이 젖산이 공교롭게도 우리의 혀를 교란시켜 김치의 짠맛을 못 느끼게 한다.

된장에는 아미노산이 들어있는데, 이 아미노산이 우리의 혀를 교란시켜 짠맛을 못 느끼게 한다. 그러니 늘 밥상에 오르는 김치나 된장국이 짜도 짠 줄을 모르고 먹게 하여, 소금을 과다 섭취하게 하는 주범이었다.

지나친 소금의 섭취는
혈액에 치명적이다

생 소금을 먹는 사람이 있는데 절대 그러지 마시라. 어떤 분은 우리의 몸이 소금물로 되어 있으니까 소금을 먹어야 된다고 주장하는데, 불과 0.9%의 소금물로 되어 있다. 바닷물의 염도는 3%의 소금물로 되어 있다.

바닷물이 3%의 소금물로 되어있다는 말은, 물 100cc 중에 소금이 3g 들어 있다는 말이다. 0.9%라는 말은 물 100cc 속에 소금이 0.9g이 들어있다는 것이다. 만약에 이 짠물을 먹게 되면 어떻게 되는가? 적혈구가 상하게 된다.

염분이 보충된
0.3%의 물

혈액에다 0.9%의 소금물을 부으면 소금의 농도가 같기 때문에 적혈구가 제 기능을 수행할 수 있다. 우리가 땀을 많이 흘리고 난 후에, 땀의 염도를 측정해 보면 0.9%의 소금기가 나오는 게 아니고 0.3%의 소금만 배출이 되고 있음을 알 수 있다. 조금만 내보낸 거다.

그래서 땀을 많이 흘리고 난 후에는 그냥 맹물보다는 땀으로 빠져나간 염분이 보충된 0.3%의 물을 마셔주면 가장 좋다. 0.3%란 말은 물 100cc 에다가 소금 0.3g을 넣은 것이다.

뜨거운 음식을 피하라

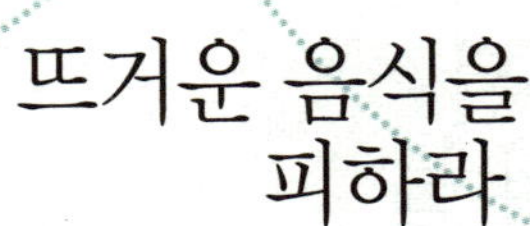 맵고, 짜고, 뜨거운 것 중에 제일 해로운 것이 뜨거운 음식이다. 우리나라 사람 중에 식도암 환자와 위암 환자가 제일 많은 이유를 조사해 보니 뜨거운 음식을 먹어서 라는 것이 밝혀졌다.

우리 몸의 정상 세포는 상처를 받게 되면 암세포로 바뀐다. 자극적인 음식으로 식도나 위장에 상처를 주면 안 된다. 상처 중에서도 가장 큰 상처가 화상이다. 뜨거운 음식을 먹어 입천장이 벗겨졌다면, 동시에 식도와 위도 벗겨졌다는 말이 된다.

운동으로 평생을 건강하게

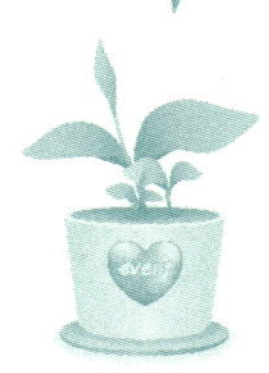

그동안 굳어진 나의 생활 습관을 바꾼다는 것은 질주하고 있는 자동차의 바퀴를 갈아 끼우는 것보다 더 어렵다. 그러나 건강을 해치던 작은 습관 하나를 고치는 실천이야 말로 온갖 보약과 영양제를 먹는 것보다 더 유익하고 바람직하다.

식도암,
위암이 생기는 원인의 하나

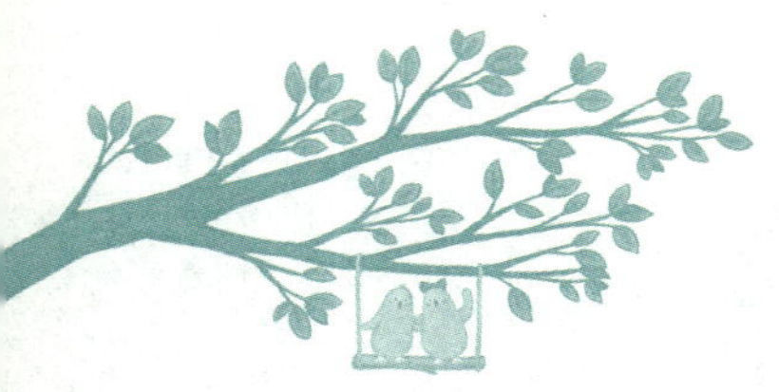

식당에서, 전골을 시켜 그걸 다 먹을 때까지 계속 펄펄 끓게 놓아두고, 거기에다 고춧가루를 팍팍 쳐서 그걸 땀을 뻘뻘 흘리면서 "아~ 시원하다~ 어이 개운하다~." 하면서 먹는 것을 보게 된다. 그리고 뚝배기에 펄펄 끓여 내온 된장찌개를 먹는데, 아직도 뚝배기 안에서는 두부가 벌벌거리며 끓고 있는데 그 두부를 떠서 입에 넣으니 얼마나 뜨거운가. 그래서 우리나라 사람들이 식도나 위에 화상을 자주 입어서 식도암이나 위암 환자가 많다.

골고루 먹되
가려서 먹자

우리가 먹는 음식은 대변으로 나가는 것 이외에는 거의 대부분이 간을 거쳐서 나간다. 간에서 해독하기 때문이다. 해독하다가 도저히 안 되면 간이 지쳐서 간에 이상이 온다.

우리나라 성인 남자의 간 질환인 간염, 간경화, 간암환자가 세계에서 제일 많은 이유를 여기에서도 찾아볼 수 있다. 몸에 좋다는 헛소문에 아무거나 마구 먹지 말고, 가려서 먹는 절제도 필요하다. 건강하기를 원한다면, 편식하는 습관을 버려야 한다.

성인병은
고요한 살인자

성인병은 우리 몸속에서 이미 오랜 시간 진행되고 있어도, 정작 본인은 모르는 채 서서히 죽음에 이르게 한다. 무서운 병일수록 그 특징이 자각증상이 별로 없다.

어디가 쑤시고 아프든지, 무슨 증세가 있어야 못 견뎌서 병원을 찾아 초기에 손을 쓸 수가 있을 터인데, 어느 날 갑자기 뒷목을 잡고 쓰러져서 병원에 가면 "오른쪽 뇌혈관이 터졌습니다." 라고 하는 청천벽력 같은 소리를 듣게 된다. 자기도 모르는 사이 이미 중풍이 진행되고 있었던 것이다.

약이 되는
음식

우리가 섭취하는 모든 음식 속에는 우리 몸에 필요한 영양소가 골고루 포함되어 있다. 모든 약초가 독이 되는 성분과 약이 되는 성분을 동시에 갖고 있듯이, 사람마다 체질과 형질이 다르므로 어떤 이에게는 약이 된 게, 어떤 이에게는 독이 되는 경우가 있다.

그러므로 "어디에 뭐가 좋다더라." 는 소문을 듣고 무분별하게 따라하는 것은 좋지 않다. 어떤 음식이든지 잘 먹으면 self-healing, '자가치유 능력'이 증가하게 된다.

성인병의 원인,
활황성산소를 잡아라

지구상의 인류가 앓고 있는 질병은 3만6천 가지가 있는데 이 질병의 모든 원인은 활성산소다. 활성산소는 호흡하는 과정에서 우리의 몸속으로 들어온 산소가 완전연소하지 못하고, 불완전 연소될 때 생기는 화합물이다. 활성산소는 과식할 때 음식물의 대사과정에서 필연적으로 생긴다. 그리고 너무 심한 운동으로 산소를 대량으로 소비할 때도 생기며, 스트레스를 심하게 받을 때, 흡연과다와 알코올의 과잉섭취 때 주로 생긴다.

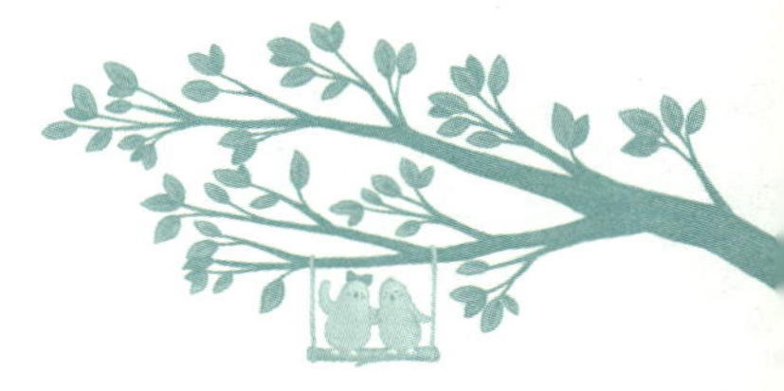

인체를 녹슬게
하는 활성산소

우리 몸의 세포막은 주로 인지질로서 많은 불포화지방산을 포함하고 있는데, 불포화지방산은 활성산소에 의해 산화되고, 그 결과 과산화지질을 만들어 인체를 녹슬게 한다. 대기 중의 산소가 몸속에 들어올 때, 이상반응을 일으켜서 성인병을 유발한다. 이것이 해로운 산소인 활성산소로 바뀌어서 우리의 건강을 해친다.

우리의 몸에서 활성산소와 콜레스테롤이 만나면 산화콜레스테롤이 되는데, 이것이 암을 일으키고 동맥경화를 일으키는 주범이다.

LDL콜레스테롤과 HDL콜레스테롤

　　LDL콜레스테롤은 나이가 많아질수록 증가하여, 40대 이후의 폐경기 여성들에게 동맥경화, 고혈압, 심장병과 같은 질환이 생기게 하는 주범이다. 반면에, 몸에 없어서는 안 되는 HDL콜레스테롤은 나이가 들수록 조금씩 감소한다.

LDL콜레스테롤은 남자들에게 많고, HDL콜레스테롤은 여자들에게 많으니까 여자들이 오래 산다. 그러나 여성들도 폐경기 이후에는 LDL콜레스테롤의 양이 부쩍 증가하므로 건강관리를 잘 해야 된다.

활성산소를
공격하는 항산화제

활성산소는 항산화제(SOD) 앞에서 힘을 못 쓴다. 항산화제는 우리 몸속의 독소를 중화시키는 역할을 하는데, T임파구가 생성되어 활성산소를 감지하면 항산화제가 생성되어 해독작용을 한다. 항산화제는 우리 몸의 산화작용을 예방하며, 세포막의 지질이 산화되는 것을 예방하도록 돕고, 활성산소의 생성을 억제시킨다. 과일이나 야채가 가지고 있는 고유의 다양한 색소가 내 몸을 중화시키는 항산화제 역할을 잘 하도록 돕는다.

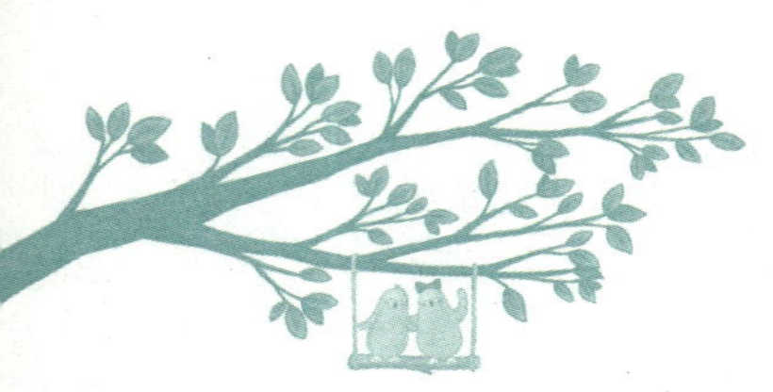

과일이나
녹황색 채소를 먹자

항산화 물질에는 체내에서 만들어지는 효소계와 체외에서 섭취해야 하는 비효소계가 있다. 음식을 섭취해서 공급하는 비효소계 항산화제로는 비타민C가 가장 좋다. 비타민C는 반드시 음식이나 정제화된 약을 통해서 몸에 공급해줄 때, 체내에서 항산화작용을 한다.

비타민C는 물에 녹아서 체내에 흡수되는 비타민으로서 과일이나 녹황색 채소 등에 많이 함유되어 있다. 녹황색을 비롯한 색소들은 활성산소를 탁월하게 분해하는 것으로 알려져 있다.

신비의 항산화제
오메가3 지방산

오메가3 지방산은 항산화제로서 가장 좋은 것으로 밝혀졌다. 오메가3에 활성산소는 다 죽는다. 이 성분은 어디에 많이 있는가? 바로 식물성 지방에 다량 함유되어 있다. 식물성 지방은 인체에 아주 이로운 식품이다.

식물성 기름에는 오메가6 지방산과 오메가3 지방산이 함께 들어 있는데, 이 두 개의 비율은 낮으면 낮을수록 좋다. 옥수수기름, 들기름, 아마씨유, 올리브유 순서로 좋다. 그러므로 싸고도 쉽게 구할 수 있는 들기름을 많이 먹자.

오메가3
지방산의 효과

오메가3 지방산을 섭취하게 되면 혈압이 조절되고, 혈관의 벽이 튼튼해진다. 몸에 이로운 HDL콜레스테롤 수치가 높아지고, 혈당을 조절해준다. 그리고 동맥경화를 줄이고, 심장병과 고지혈증에도 효과가 있다. 활성산소가 몸을 태우는 위험한 불이라면, 항산화제는 그 불을 끄는 소방관과 같다.

항산화제를 몸속에 많이 저장해 놓으면, 활성산소가 들어오는 대로 파괴한다. 채소나 과일, 식물성 지방 등을 많이 섭취해서 항산화제를 많이 비축하라.

대표적인
성인병, 고혈압

고혈압의 원인으로는 유전, 정신적 스트레스, 나트륨의 과다섭취, 비만, 운동부족 등을 들 수 있다. 고혈압의 치료요법으로는 크게 약물요법과 운동요법, 식이요법 수술요법이 있다.

약물에는 이뇨제, 베타차단제, 안지오텐신 전환효소, 칼슘 채널 차단제 등이 있다. 식이요법으로는 저지방, 저식염, 저열량식을 권장한다. 특별히 칼륨은 수분과 나트륨의 배설을 촉진하므로 칼륨의 함량이 많은 과일이나 채소를 섭취해야 한다.

고혈압의 적극적인 관리와 치료

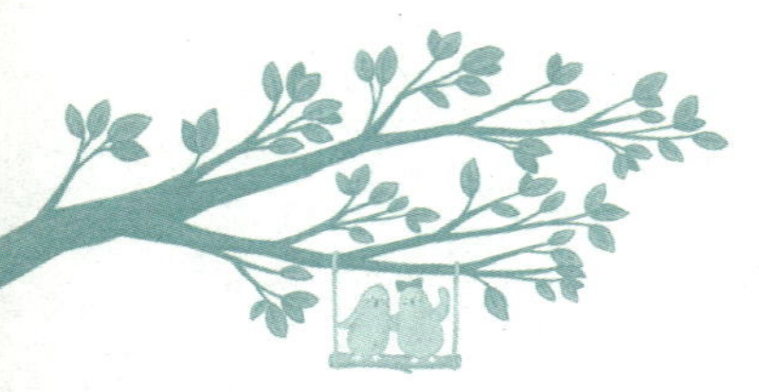 고혈압은 뇌졸중, 심부전, 관상동맥질환 등 치명적인 합병증을 유발할 수 있기 때문에 보다 적극적인 관리와 치료가 요구된다. 고혈압의 합병증이 유발되는 성인병의 비율은 대개 관절염 36%, 당뇨병 18%, 심장병 16%, 만성 폐질환 7%, 요통 5% 순으로 나타난다.

고혈압 환자들의 경우 뇌혈관이 잘 터지는 걸까? 그 이유는 뇌혈관이 우리 몸에서 가장 가늘고 얇기 때문이다. 뇌에 산소를 빨리 공급하도록 혈관이 가는 것이다.

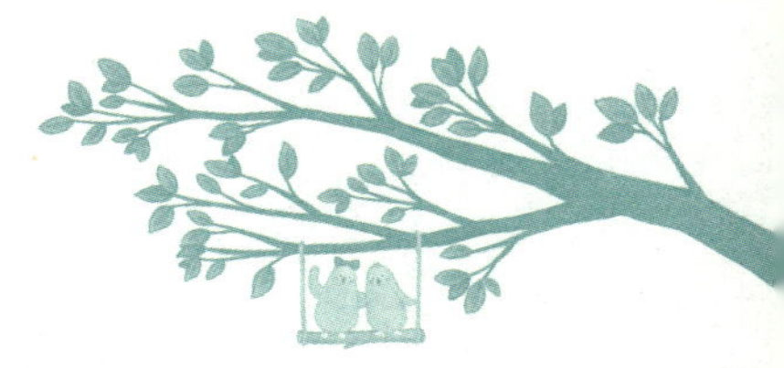

고혈압에
해로운 음식

혈압이 높은 사람은 우선 소금의 섭취를 줄여야 한다. 소금을 많이 먹게 되면, 몸속에서 칼슘이 빠져 나가게 되고, 칼슘이 부족하면 혈압이 올라가게 된다. 염장식품류 즉 장아찌나 젓갈류는 절대 금한다.

중증의 고혈압일 경우에는 돼지비계나 내장, 베이컨, 대구 등의 섭취를 절대 금해야 한다. 흰쌀밥은 좋은 식품이 아니다. 동물성 지방질 음식을 삼가며, 영양의 과잉섭취를 피해야 한다.

고혈압에
이로운 음식

고혈압에 좋은 음식은 잡곡밥이다. 사과나 호박 감자, 무처럼 칼륨이 많은 식품을 섭취하는 것이 좋다. 녹황색 채소와 해초, 과일, 감귤류와 깨강정을 많이 먹고, 김치는 싱겁게 금방 버무린 겉절이가 좋다.

혈압강하식품으로 알려진 표고버섯, 가지, 귤, 인삼, 메밀을 매일 꾸준히 먹는다. 특히 메밀의 루틴, 등푸른생선의 EPA, 조개의 타우린 등은 혈중 콜레스테롤의 수치를 낮춰 혈압을 강하하는 식품으로 알려져 있다.

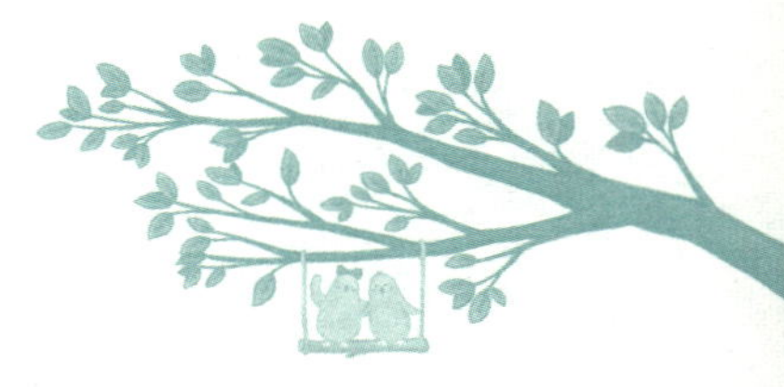

운동요법으로
치료되는 고혈압

날마다 꾸준히 가벼운 운동만 해도 혈압이 정상으로 돌아온 경우가 많이 있다. 운동을 통해 혈압이 거의 정상 혈압으로 내려가는 것은 약물요법으로 감소시키는 것과는 달리 심장기능이 향상되고, 혈관에 탄력이 생기고, 동맥경화가 감소되는 등 정상 혈압을 되찾게 한다. 그러나 혈압이 높은 사람이 너무 강한 운동을 하면 자칫 혈관이 터져 버리는 경우도 있다. 바람직한 운동 습관은 준비운동과 정리운동을 반드시 해야 된다.

혈압이 오르지
않도록 체온의 조절

추운 날씨에 운동을 하면, 혈압이 급증하게 된다. 추운 날씨에는 보온이 잘 되는 옷을 입고, 마스크를 한다. 운동 중에 땀이 나면 추운 바깥에서 몸을 식히지 말고 집 안에 들어와서 실온에서 식혀야 한다. 동시에 따뜻한 물에 가볍게 목욕을 하는 것이 좋다.

운동 중에 무거운 것을 드는 중량운동이나, 갑자기 힘을 주는 운동은 혈압을 급증시키므로 될 수 있는 대로 피한다. 중량운동을 하려면 가벼운 무게를 여러 번 반복한다.

당뇨병을
체크하라

　　당뇨병은 췌장에서 인슐린 생산이 부족할 때, 또는 몸의 각 기관에 작용하는 인슐린의 효율이 떨어질 때 나타나는 당질대사의 장애다. 당뇨병에 걸리면 다음(多飮), 다뇨(多尿), 다식(多食)의 증상이 나타난다.

우리 몸의 혈관 속에는 당성분이 있는데, 당뇨병에 걸리면 혈당이 상승되어 갈증이 심하고, 계속 물을 마시게 된다. 그러니 소변을 자주, 많이 보게 되며, 배가 고파서 자주 음식을 찾게 되지만 체중은 감소되고 매우 피로해진다.

당뇨병의 증상과 조기 치료

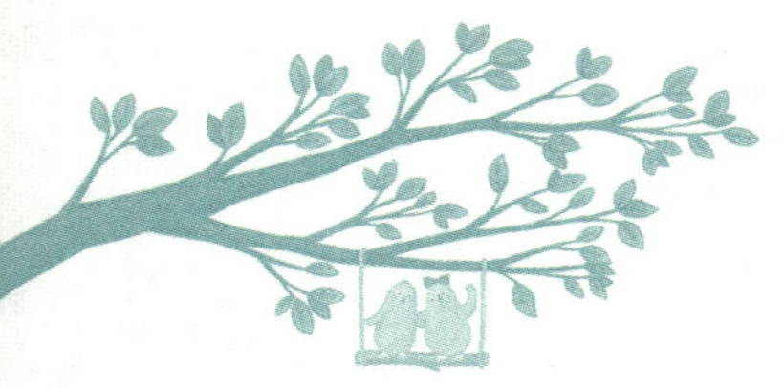 당뇨병의 증상으로 피부가 가렵고 부스럼이 나서 화농되기 쉬우며 잘 낫지 않는다. 심할 경우에, 시력도 흐려지고 신경위축으로 통증과 안근 신경마비 등이 나타난다.

당뇨병은 유전, 비만, 스트레스, 노화, 잦은 임신 및 무절제한 약물남용 등에 의해 발생한다. 당뇨병 증세가 있는 것 같거나 당뇨병의 가족력이 있는 사람, 비만인 사람, 4kg 이상의 거대아를 출산한 여자, 임신 24주에서 28주 사이의 모든 임산부는 얼른 검사하여 치료해야 한다.

인슐린이
부족하면?

주로, 인슐린이 부족한 당뇨는 90% 이상이 성인에게서 나타나는 증상이다. 당뇨병 환자의 경우 체중이 늘면 당뇨가 악화되고 고혈압, 심장질환 등 합병증이 발생한다. 말초신경이 막히면 발에 궤양이 와서 심한 경우 발을 잘라내어야 한다. 또한 연골과 관절에 이상이 오고 신장기능이 약화되며 심지어 시력까지 잃게 된다. 식이요법과 운동요법 그리고 행동요법을 병행하면 병의 진행을 막을 수 있고 서서히 치료도 가능하다.

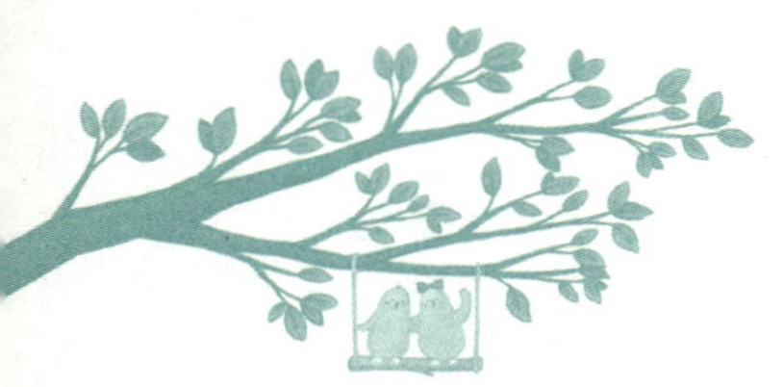

당뇨병도
조절이 가능하다

당뇨병은 완치가 불가능하지만 식이요법이나 운동요법, 행동요법을 통하여 증세의 조절이 가능하다. 당뇨병의 치료 목표는 병의 진행을 정지시킴과 동시에 당뇨병에 빈발하는 합병증이 진전되는 것을 막는데 있다.

매 끼니를 규칙적으로 먹되, 식사량을 줄여, 조금씩 자주 먹는다. 지용성 비타민이 부족하면 당뇨병이 5배나 증가한다. 그러므로 당질대사의 촉진을 위해서 비타민B군을 비롯한 각종 무기질을 섭취하는 것이 좋다.

당뇨 환자들에게
좋은 음식

당뇨병에는 단백질이 절대 요구된다. 이때의 단백질은 반드시 지방이 없는 동물성 단백질을 포함해서 섭취해야 한다. 콩 제품에는 콜레스테롤을 낮추는 성분이 있으므로 많이 먹어야 한다.

탄수화물을 섭취할 때는 혈당조절에 도움을 주는 통밀이나 호밀 빵, 율무나 보리를 많이 섭취한다. 채소는 비타민과 무기질의 공급원인 동시에 섬유질이 많아 혈당을 낮추는데 중요하다. 단 과일은 당뇨병 환자에게 결핍되기 쉬운 비타민C를 보충해 준다.

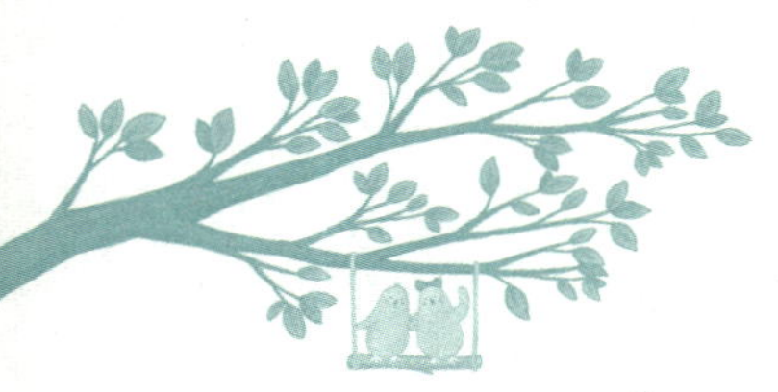

당뇨병과
운동의 관계

당뇨 환자에게 적당한 운동은 필수요 건이다. 그런데 당뇨 환자가 보통 사람들이 운동하는 것을 보고 따라하다가는 큰 변을 당할 수도 있다. 당뇨 환자가 공복에 운동을 하게 되면 갑자기 혈당이 떨어져 혼수상태가 올 수 있으므로 절대 공복에 운동을 하면 안 된다.

특히, 새벽에 일어나 아무것도 안 먹고 운동하는 건, 절대 안 된다. 반드시 식사 후, 두 시간 지나서 운동을 해야 한다. 섭취한 음식이 에너지로 사용할 수 있을 때 운동해야 한다.

에너지원의 과잉 섭취가
비만의 원인

비만은 성인병인 심장병, 고혈압, 동맥경화증, 뇌졸중, 당뇨병은 물론 간경화증과 담석증을 유발시킨다. 심지어 암에 대한 위험도를 높인다. 비만은 모든 성인병의 주범이라고 할 수 있다. 비만은 자기 자신과의 치열한 싸움이다.

비만은 에너지가 섭취에 비해 소비가 적을 때, 나타나는 질환이다. 에너지원이 되는 녹말성분과 단백질성분도 지방성분과 마찬가지로 과잉 섭취되면 대부분 체내에 지방으로 몸속에 저장된다.

소아 비만을
주의하라

어릴 때부터의 비만은 성인이 된 후에 비만이 된 것보다 더 위험하다. 성인에서는 지방세포 그 자체가 커져서 일어나지만, 어릴 때부터의 비만은 지방세포의 수가 증가하여 비만이 되는 것이다. 이 때 지방세포의 수가 무려 3배가 증가된다.

이와 같이 어릴 때부터 증가된 지방세포가 성인이 되어 비대해지면 비만증이 더욱 가중하게 된다. 그러므로 어릴 때부터 비만이 되지 않도록 부모들은 각별히 유의해야 한다.

체중감량을 위한
운동요법

체중감량만을 위해 심한 식이요법과 무리한 사우나를 하고 심지어는 몸에 해로운 약물까지 복용하여 체중을 줄이려고 하니 큰 문제다.

장기간의 단식과 영양섭취의 제한은 지방질이 감소됨과 동시에 우리 몸에서 감소해서는 안 될 칼륨과 칼슘, 마그네슘, 인 등의 비지방질 성분이 감소되며 나아가서 저혈당증과 간 기능약화, 부종, 무뇨증, 빈혈, 심장마비 등이 초래 되는 수가 있다. 운동을 통한 체중감량은 거의 대부분 체내지방질의 감소에 의해서 이루어진다.

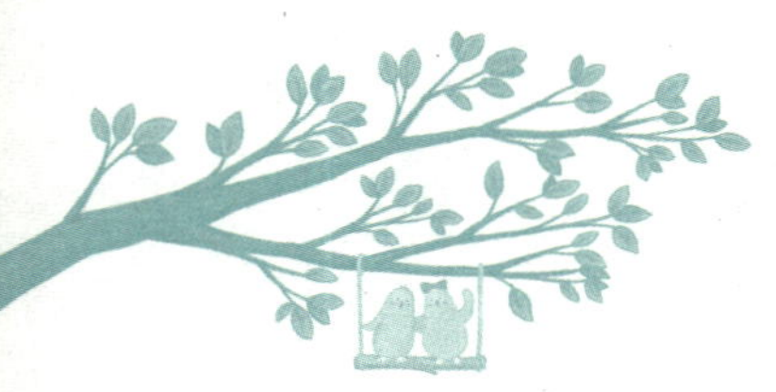

체중은 서서히
줄여나가야

사우나를 통해서 체중감량을 하는 것은 바람직하지 않다. 사우나를 통해 체중을 4% 감소시켜 보았더니 체내에 필요한 혈액성분이 무려 18%나 빠져나갔다. 운동을 통해서는 몸에 불필요한 지방과 노폐물이 주로 빠져나가고, 몸에 필요한 체내성분은 오히려 더 증가됨을 볼 수 있었다.

이때, 주의해야 할 점은 증가된 체중은 서서히 줄여야 한다는 것이다. 일단 증가되고 있는 체중을 더 이상 증가되지 않도록 하는 것만 해도 성공의 첫 단계이다.

체중감량을 위한
운동요법의 문제

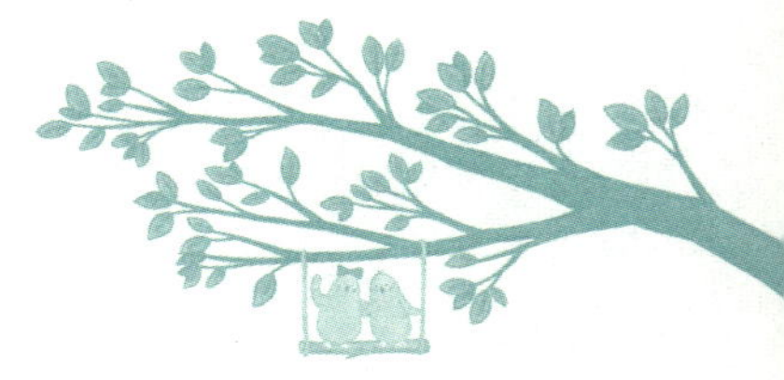

　　체중감량의 원칙은 이를테면 정상체중이 60kg인데 지금 현재 70kg이라면 증가된 이 10kg이 과거에 2년 동안 증가되었다고 할 때, 앞으로 2년 내에 10kg을 줄이는 것이 가장 이상적이다. 체중감량은 균형 있는 식사와 운동을 잘 병행하는 것이 좋다.

높은 강도의 운동보다 낮은 강도의 운동을 60분 이상 장시간 하는 것이 체지방을 에너지로 더 많이 이용하기 때문에 효과적이다. 숨이 너무 찰 정도로 짧은 시간의 운동은 바람직하지 않다.

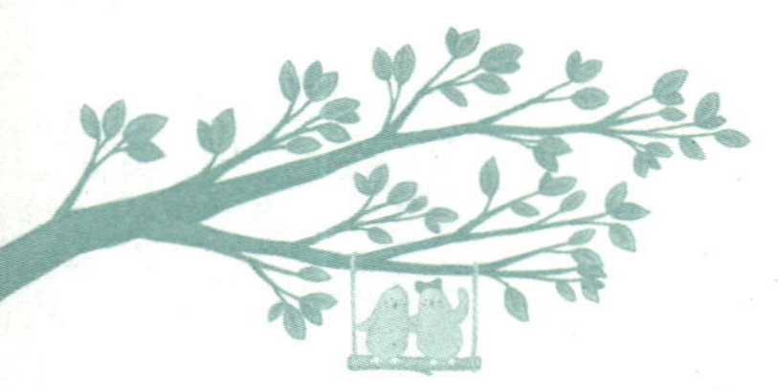

자생력을
높여라

우리의 몸을 가만히 연구해보면 우리 몸은 이미 건강하기를 원하고 있음을 알게 된다. 조물주께서 우리에게 스스로 생존할 수 있는 능력을 주셨다. 그 능력의 무한한 가능성은 생명이 위협받는 위기의 순간에 괴력을 발휘하기도 하고, 의학과 과학으로 설명할 수 없는 기적들을 일으킨다. 우리의 인체는 스스로 자생하고, 스스로 진단하며, 스스로를 보호하고 지키는 능력을 지닌 유기체다. 자생력은 우리의 인체가 스스로 반응하는 본능이고, 반사적인 행동이다.

몸 안에 들어온 세균을
물리치는 자생능력

우리가 숨 쉬고 있는 이 대기 중에는 눈에 보이지 않는, 세균과 바이러스, 발암 물질, 중금속 등이 우글우글하다. 우리는 무차별적으로 오염된 공기에 노출되어 살고 있다. 그러나 이미 우리의 몸에 들어온 세균들에 의해서 정복당하지 않고, 모두 죽이거나, 배출시키거나, 소화시켜 사라지게 한다. 이러한 생존 능력을 자생력이라고 한다. 만약, 우리의 눈이 현미경 같다면, 눈에 다 보이는 세균, 바이러스, 병균들 때문에 노이로제에 걸리고 말 것이다.

스스로 항체를
만드는 몸

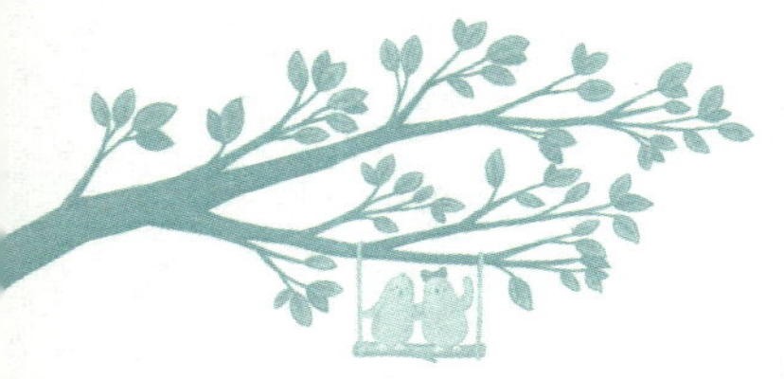

병원에 가서 종합 진단을 받다가 자기도 모르는 사이 B형 간염 항체가 생겼다는 말을 듣고 놀라게 된다. 우리 몸속에 나도 모르는 사이, B형 간염 바이러스가 들어 왔었는데, 나도 모르는 사이 내 몸이, 이 고약한 B형 간염 바이러스와 싸워서 이기고, 스스로 항체가 생성됐다는 말이다.

그래서 이제부터는 내 몸에 B형 간염 바이러스가 들어와도 거뜬히 물리칠 수 있는 힘이 생겼다는 말이다. 특별히 약을 먹어서도 아니요, 주사를 맞은 것도 아니고, 내가 싸우는 것을 알고 있었던 것도 아니다.

자신을 다스려 평생을 건강하게

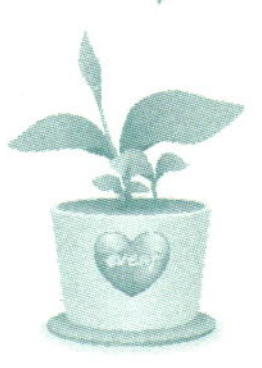

나이가 들어갈수록 늙어간다. 그러나 나이가 들어간다고 모든 육체의 기능이 쇠퇴해가는 것은 아니다. 고령의 나이에도 불구하고 젊은이들 못지않게 왕성한 삶을 누리는 시니어들이 얼마나 많은가! 사람의 몸이 늙어간다고 무조건 쇠퇴하는 것만은 아니다.

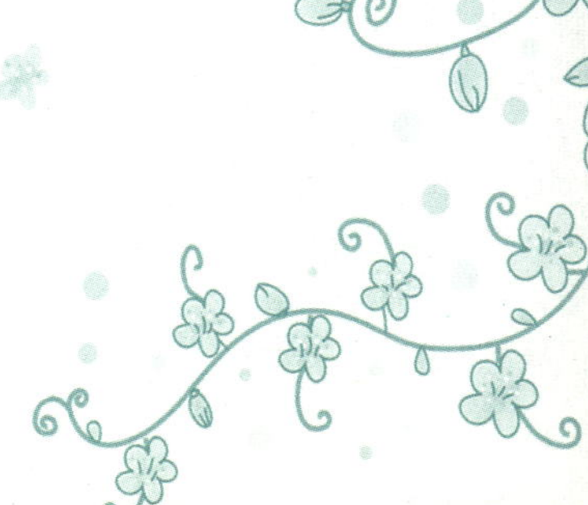

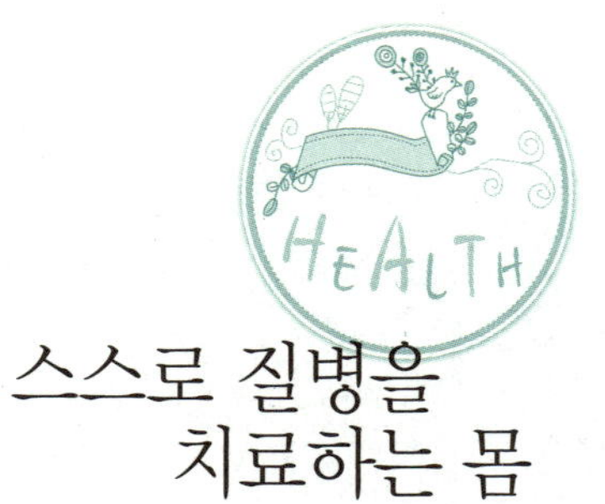

스스로 질병을
치료하는 몸

우리의 몸에는 현대의학으로도 만들어 내지 못했던 신비한 약들이 숨겨져 있다. "감기약을 먹으면 2주일 만에 낫고, 감기약을 먹지 않으면 14일 만에 떨어진다." 감기약은 엄밀히 말해 해열제나 거담제이지 감기약은 아니다. 현대 의학으로도 아직까지 개발 못한 감기약이 우리의 몸에는 개발되어 있다. 그래서 2주일 정도 푹 쉬어주고 잘 먹게 되면, 스스로 감기약이 분비되어 자가 치료를 한다. 알고 보면 몸은 최고의 종합병원이다.

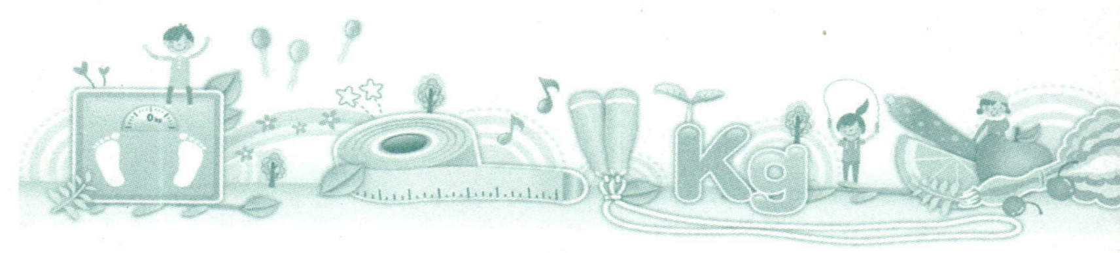

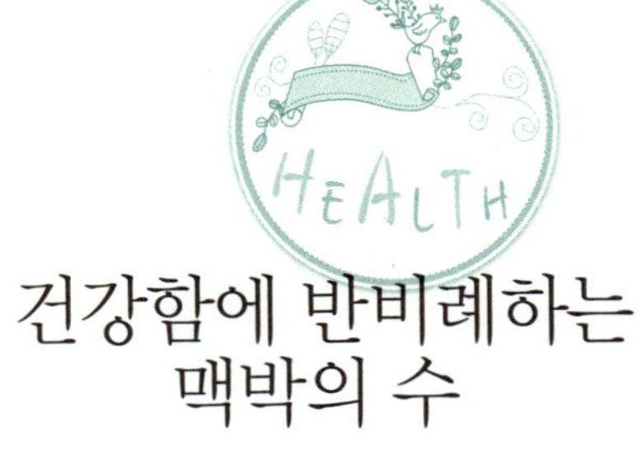

건강함에 반비례하는
맥박의 수

건강한 사람의 맥박은 1분에 약 70번 정도 뛴다. 맥박은 심장이 뛰는 횟수를 말하는데, 사실 심장이 천천히 뛸수록 건강한 사람이라고 할 수 있다. 황영조 선수는 1분에 40번 정도 뛴다.

왜 건강한 사람의 맥박은 천천히 뛰는가? 그 이유는 심장이 수축할 때 힘이 좋으면 좋을수록, 혈액을 한꺼번에 쫙쫙 밀어내어 전달하기 때문이다. 반면에, 심장이 약한 사람은 밀어내는 힘이 약하니까 조금조금 내보내게 되고, 그러려니 자연 자주자주 뛸 수밖에 없다.

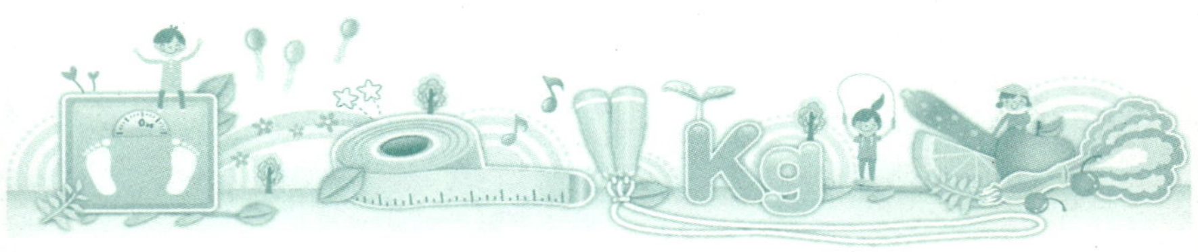

체내환경을 일정하게
유지해주는 호르몬

사람의 몸은 외부의 자연환경이 변하더라도 내부의 체내환경을 일정하게 유지하려는 항상성을 가지고 있는데 이를 유지하는 역할을 하는 것이 바로 호르몬이다.

호르몬은 적은 양으로 생리작용을 조절하며, 과다증과 결핍증을 나타내기도 한다. 뇌하수체에서 성장 호르몬이 지나치게 많이 만들어지면 거인증이 되고, 지나치게 적게 만들어지면 왜소증이 된다. 또한 호르몬은 척추동물 사이에 종 특이성이 없고, 항원으로 작용하지 않는다.

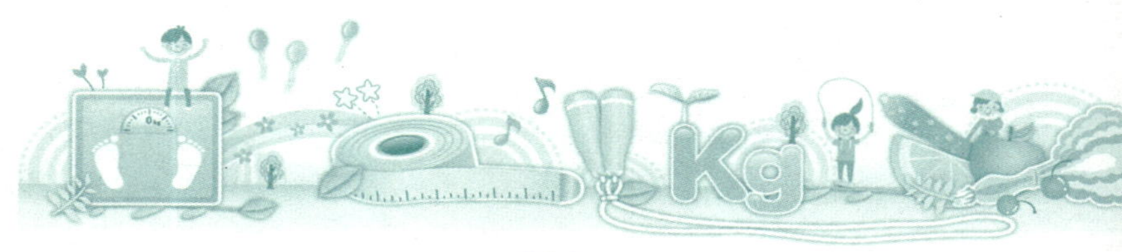

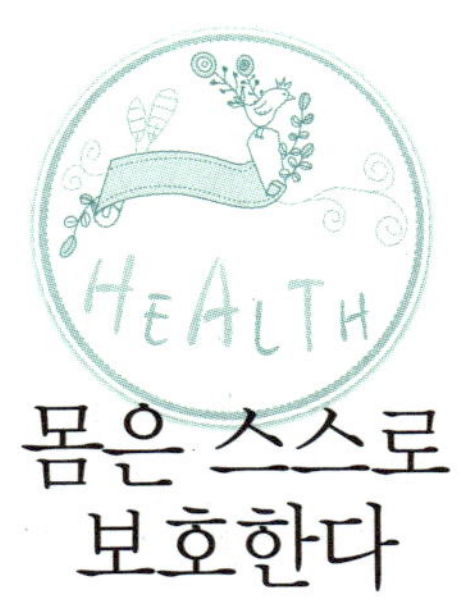

몸은 스스로
보호한다

정상인의 혈압은 120/80이다. 그런데 강도 높은 운동을 시켜놓고 재보면 최고로 올라갈 때는 250까지도 올라간다. 이와 같이 올라갔던 혈압도 5분가량 쉬면 금방 정상으로 돌아간다. 이것이 바로 생체항상성이다.

몸은 열이 많이 나면 스스로 체온을 조절하려고 땀을 배출해서 체온을 떨어뜨린다. 추울 때는 우리가 몸을 떨면서 근육이 수축하면서 열을 낸다. 추운 겨울에 오돌 오돌 떠는 것은 몸의 체온을 올려주는 좋은 방법이다.

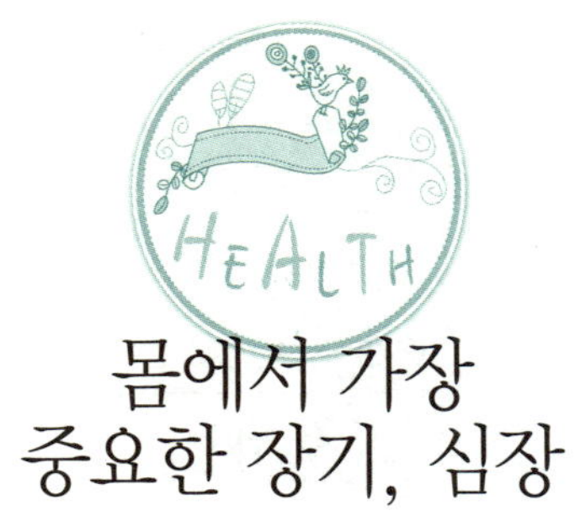

몸에서 가장
중요한 장기, 심장

우리의 몸에서 가장 중요한 장기가 무엇일까? 바로 심장이다. 이 심장이 현재 뛰고 있느냐, 멈추었느냐로 그 사람의 생사를 판단할 만큼 심장은 중요한 장기다. 교통사고를 당해 내장이 다 파열되었어도 사망으로 보지 않는다. 다리가 하나 떨어져 나가도 사망으로 보지 않는다. 심장이 멈추어야만 사망진단을 내린다. 그렇게 중요한 장기이기 때문에 조물주께서는 심장을 보호하기 위하여 단단한 갈비뼈로 울타리를 쳐주신 것이다.

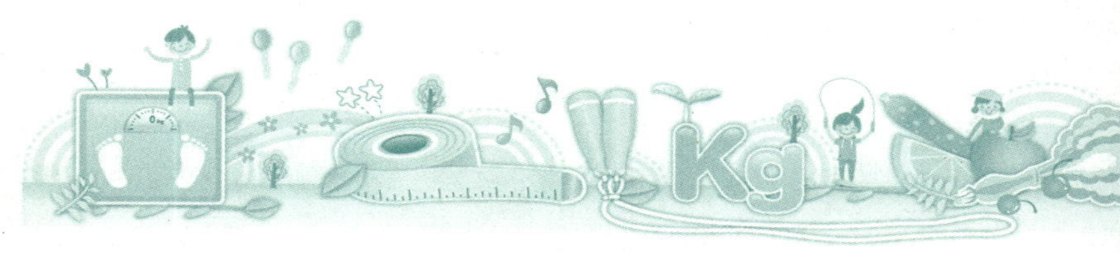

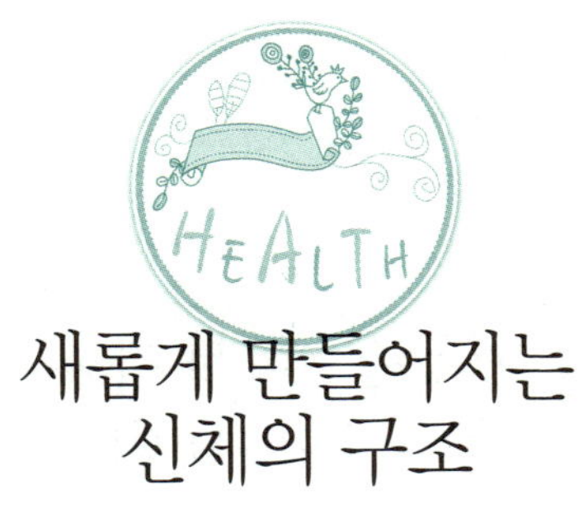

새롭게 만들어지는
신체의 구조

우리가 가진 근육과 피는 어릴 적의 것이 그대로 가는 것이 아니다. 근육은 4개월마다 새것으로 교체가 되고, 혈액 속의 적혈구는 수명이 4개월 밖에 안 되어 그때마다 새로운 것으로 바뀌게 되며, 혈소판의 생존일은 불과 10일이고, 심지어 혀의 표피는 매일 바뀌며, 뼈도 2년마다 바뀐다.

그렇기 때문에 우리가 평소에 열심히 운동을 하면 새로 만들어지는 뼈와 근육과 혈액들이 아주 양질의 것으로 생성이 된다.

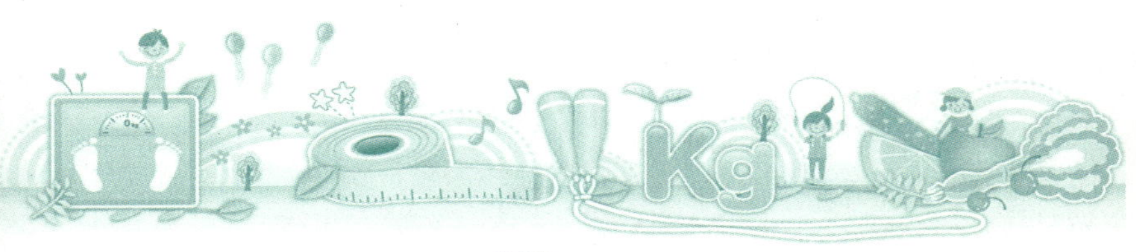

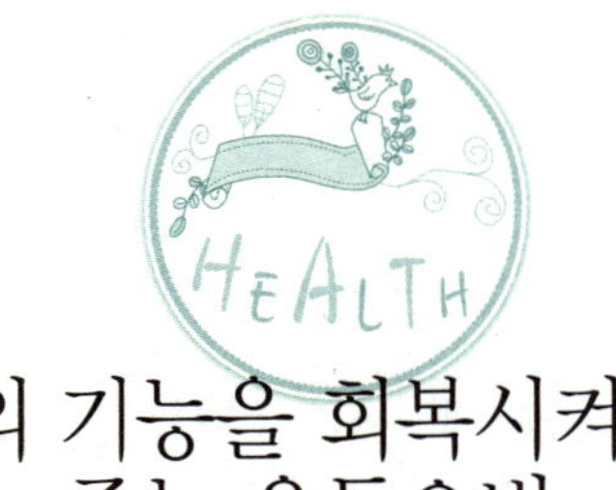

몸의 기능을 회복시켜
주는 운동요법

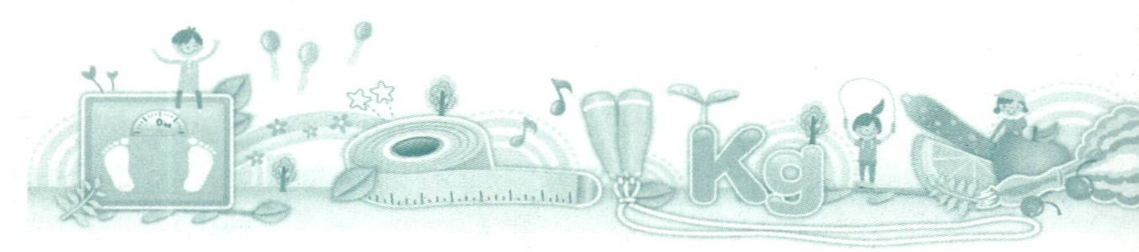

미국의 '메사추세츠 남성 노화연구소'에서 40~70세 남성을 대상으로 운동이 노화에 미치는 영향에 대하여 발표한 적이 있다.

조사 결과, 운동을 전혀 하지 않는 중년 남성의 52%가 발기 장애를 겪고 있었다. 그래서 52%의 남성들에게 매일 3.5Km를 속보로 걷게 한 후, 1년 후에 다시 검사를 해보니 발기 장애를 겪는 사람의 수가 절반으로 줄어든 것으로 밝혀졌다. 운동을 하면 온 몸의 기능이 살아난다.

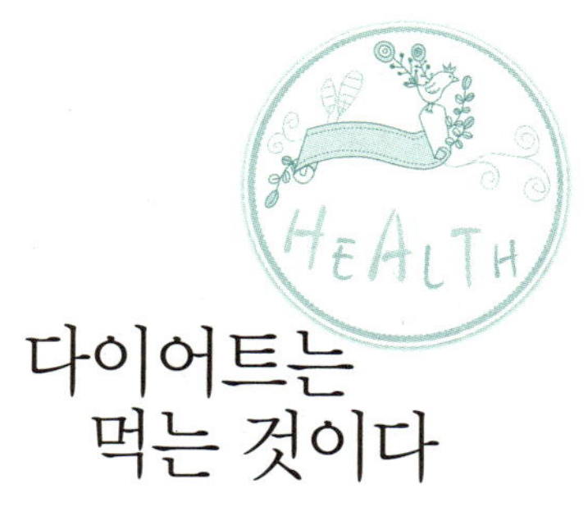

다이어트는
먹는 것이다

다이어트(Diet)의 사전적 의미는 '치료나 체중조절을 위해 먹는 식이요법이나 규정식'이라고 정의되어 있다. 하루에 세 끼를 꼬박꼬박 잘 찾아 먹는 사람은 스스로 생존하는 능력인 자생력이 강해진다. 식사의 좋은 원칙을 세워 그대로 잘 지켜 나가면, 하루 이틀에 금방은 아니더라도 서서히 건강이 회복되어가는 것을 느끼게 된다.

하루에 세 번 식사를 하면 질병이 찾아와도 능히 물리칠 수 있는 힘이 생긴다. 식사를 통해서 에너지가 공급되기 때문이다.

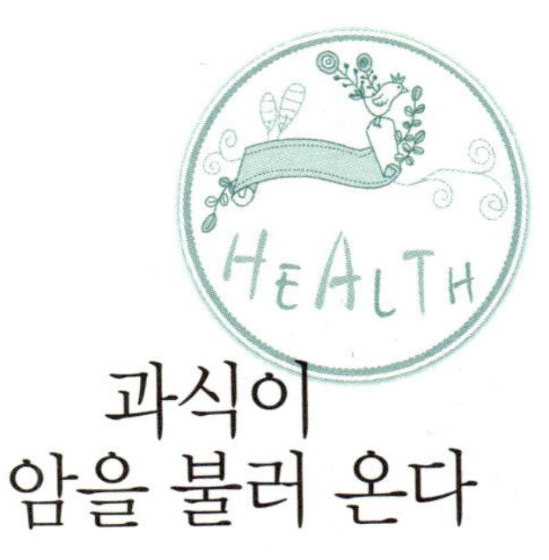

과식이
암을 불러 온다

우리는 하루에 세 끼를 먹되, 절대 과식하지 않는 것을 원칙으로 삼아야 한다. 왜냐하면 과식을 하는 사람들이 주로 암에 잘 걸린다는 통계가 있기 때문이다. 암을 한자로 써보면 '癌'이라 쓰는데, "입이 세 개가 되도록, 먹어서 생긴 병"이라는 뜻이다.

과식이 인체에 미치는 영향에 대하여 연구를 하던 팀들이 혈액을 검사해 보니, 과식한 사람의 혈액 속에는 활성산소 성분이 급증되더라는 연구 결과가 나왔다.

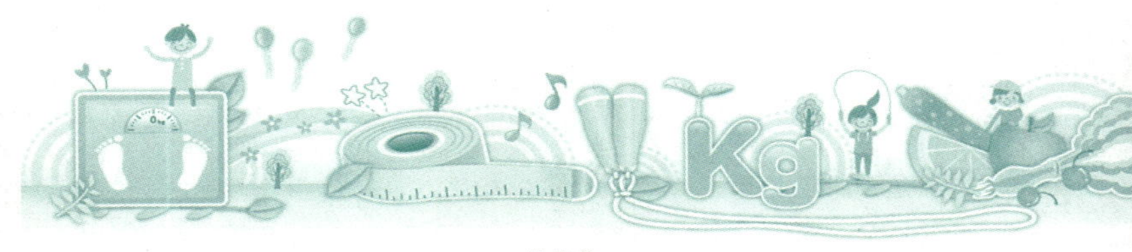

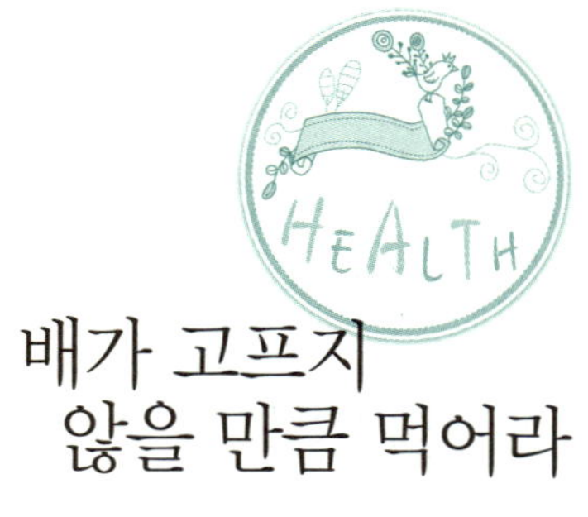

배가 고프지
않을 만큼 먹어라

과식을 하면 암에 걸리는 것처럼, 심리적으로도 욕심과 심술이 과하면 암에 걸린다. 다이어트는 자기 몸에 맞는 좋은 음식을 골라서 소식을 한다는 것이다.

음식을 먹을 때 조금 적게 먹어, 몸이 필요로 하는 에너지에 미치지 못하면, 우리 몸속에 있는 에너지가 필요한 양을 채우려고, 스스로를 태워서 사용한다. 이때, 몸에 나쁜 노폐물이나 체지방을 태우게 되니, 체중도 줄고, 불필요한 영양들이 축적되는 것을 방지한다.

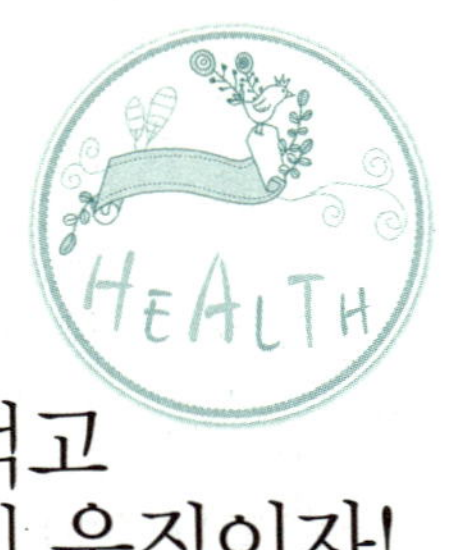

적게 먹고
많이 움직이자!

음식이 몸에 들어오면 그것으로 에너지를 만들어 쓰려고 태운다. 이때, 음식이 몸이 필요한 것보다 적게 들어오면, 에너지는 필요하니까, 몸속에 축적된 체지방을 태워서 에너지로 보충한다.

그러니까 음식을 적게 먹으면, 몸에 쌓인 노폐물이나 체지방 등 온갖 쓰레기들을 다 태워서 연료로 쓰니까 날씬해진다. 그러므로 소식을 하되 세 끼는 반드시 챙겨 먹고, 그 중에 아침을 반드시 먹을 것을 권장한다.

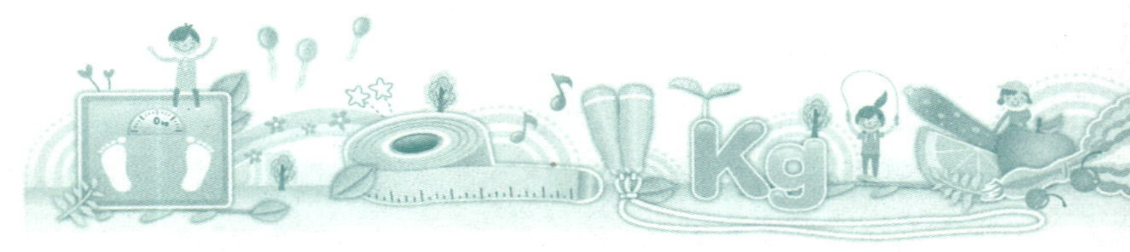

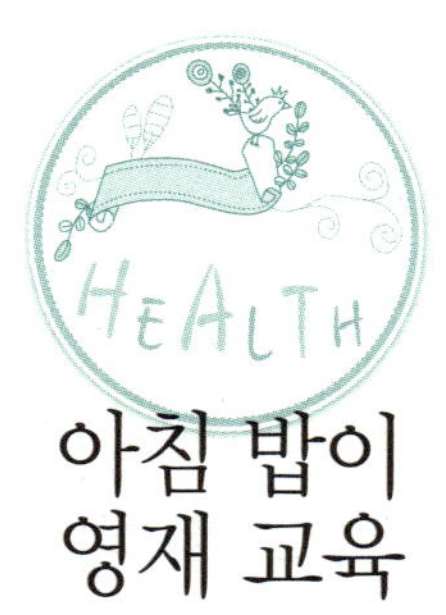

아침 밥이
영재 교육

학교에 다니는 자녀들의 아침을 꼭 챙겨 먹여야 한다. 안 그러면 애들이 공부를 못한다. 우리 몸에서 에너지에 가장 민감한 장기는 바로 뇌인데, 만일, 아침을 안 먹고 학교에 가면 에너지가 달려서 머리속에 수학이고, 영어고 안 들어오게 된다.

오전 내내 허기에 시달리다가 점심을 먹게 되면, 그때부터 식곤증이 와서 몽롱하니 공부가 안 된다. 겨우 세시쯤 되어서 맑은 정신이 났는데, 그러면 뭐하나? 오늘 공부 끝났다.

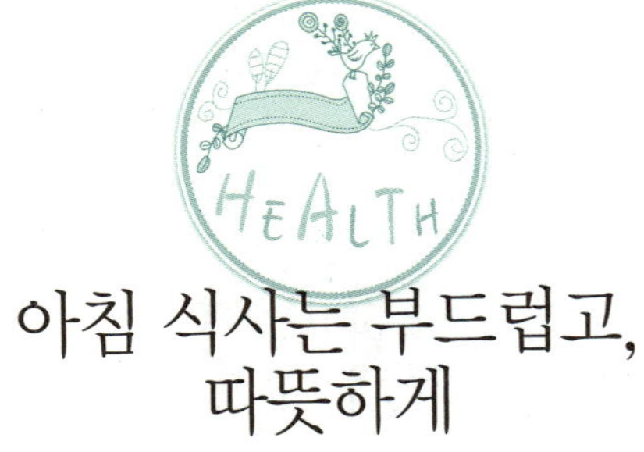

아침 식사는 부드럽고, 따뜻하게

자녀들에게 아침을 반드시 먹이되, 따뜻한 밥을 지어서 먹여야 한다. 밥은 탄수화물인데, 여러 가지 영양소 중에 탄수화물이 우리 몸에서 제일 소화흡수가 잘 된다.

아침에 고기를 썰어서 먹게 되면 그걸 소화시키느라 위에 부담이 가서 집중이 잘 안 된다. 아침에 부드럽고 따뜻한 음식을 섭취하게 되면 학교에까지 가는 동안에 벌써 소화가 되어 뇌에 에너지가 들어오기 시작한다.

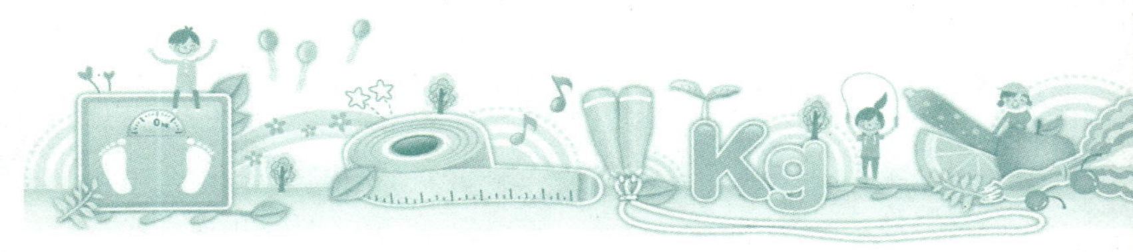

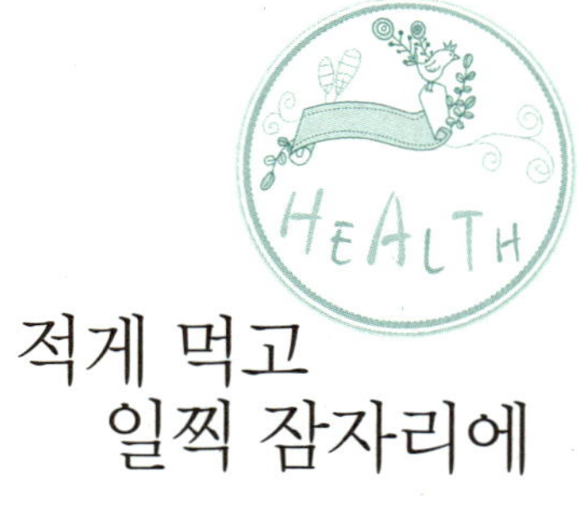

적게 먹고
일찍 잠자리에

저녁 밥을 먹되, 반드시 소식해야 한다. 저녁밥을 많이 먹었거나, 스트레스를 많이 받았거나 한 경우, 자다가 죽는 경우가 많다. 유독 밤에 사람이 잘 죽는 이유는 밤에는 기(氣)가 떨어지기 때문이다. 밤에는 우리 몸에서 기가 떨어지기 때문에 에너지를 적게 쓴다.

따라서 자기 전에는 소식을 해야 마땅하다. 우리가 숨을 쉴 때, 들숨, 날숨, 들숨, 날숨, 이렇게 쉬는데, 밤에는 기가 떨어져 숨쉬기가 고르지 못하는 경우도 생긴다.

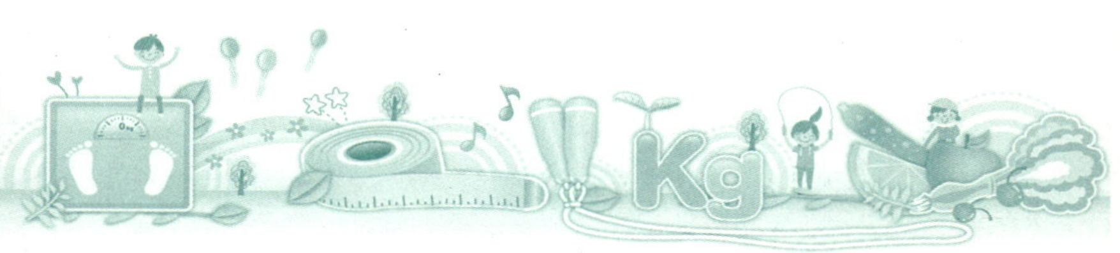

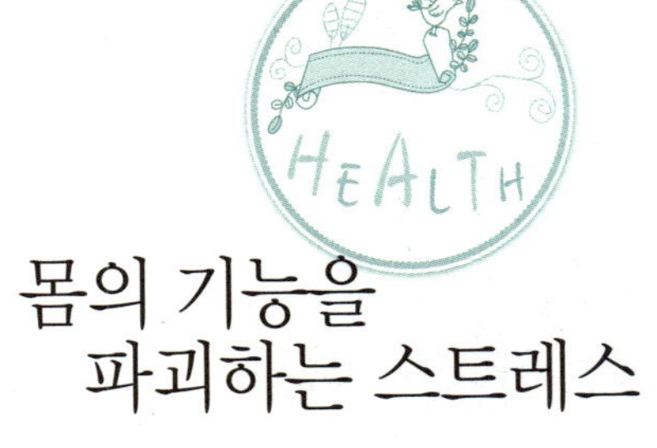

몸의 기능을
파괴하는 스트레스

스트레스를 받으면 먼저 뇌에 반응이 온다. 그러면 뇌 속의 시상하부에서 뇌하수체로 전달한다. 이때, 스트레스 호르몬을 과다하게 분비시킨다.

이런 해로운 물질이 분비되면, 혈관이 수축되어 혈압이 올라간다. 심장은 불규칙하게 뛰어 얼굴이 파랗게 질리고, 혈액순환이 잘 되지 않을 뿐 아니라, 몸에 저항력이 급속도로 떨어진다. 이어서 천식이 오고, 목이나 어깨, 허리 등에 경직이 오고, 정신적으로도 집중력이 떨어진다.

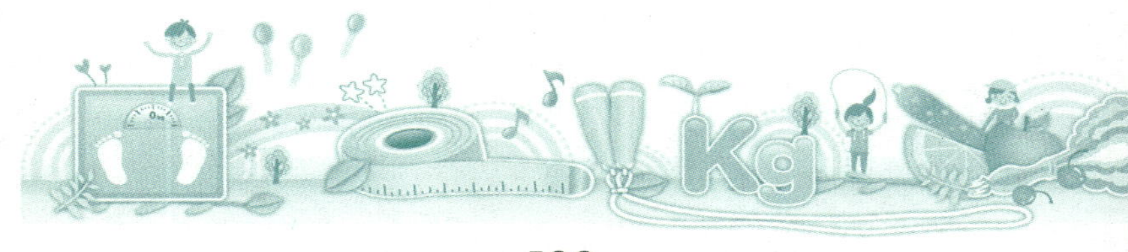

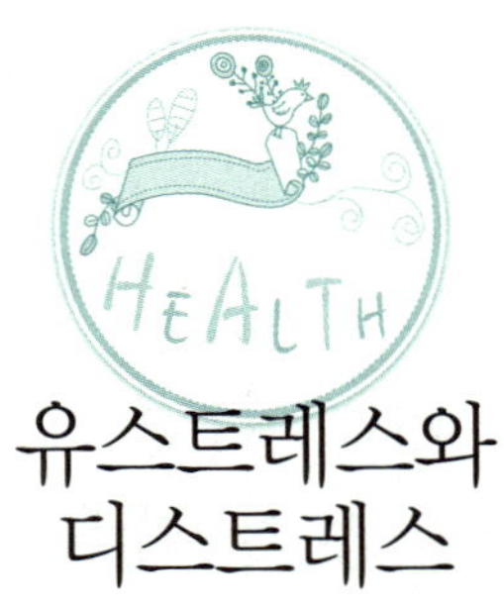

유스트레스와
디스트레스

스트레스는 외부에서 들어오는 모든 자극을 말한다. 스트레스에는 우리의 몸에 유익을 주는 유스트레스(Eustress)가 있고, 해를 주는 디스트레스(Destress)가 있다. 유스트레스는 외부에서 들어오는 자극 중에서 기분을 좋게 하는 것, 마음을 기쁘게 하는 것들을 일컫는다. 디스트레스는 마음을 상하게 하고, 화나게 하고, 기분이 나쁘게 하는 것이다. 그러나 같은 자극에도 개인의 취향에 따라 유스트레스가 되기도 하고, 디스트레스가 되기도 한다.

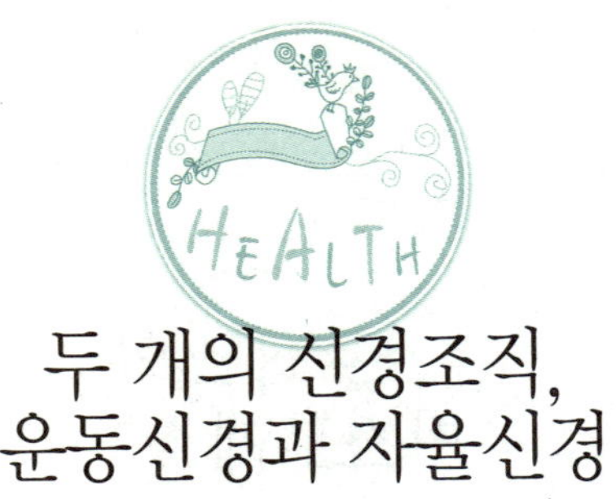

두 개의 신경조직,
운동신경과 자율신경

우리의 몸은 크게 두 개의 신경조직에 의해서 움직여진다. 바로 운동신경과 자율신경이다. 운동신경은 무엇인가? 자신의 의지에 따라 마음대로 조종할 수 있는 것을 말한다. 자율신경은 무엇인가? 자신의 마음대로 조종하지 못하는 신경을 말한다.

이 자율신경은 주로 내장을 지배하는 신경으로 심장, 위, 장, 신장, 항문, 침샘 등 중요한 장기 기관을 맡고 있다. 몸의 장기 중에서 중요한 것은 자율적으로 작동되도록 되었다.

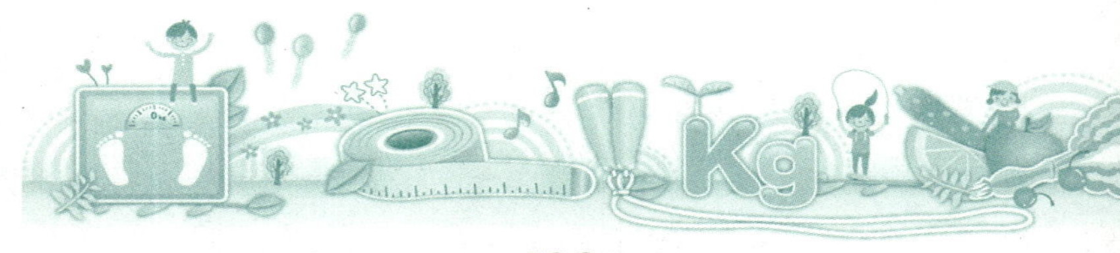

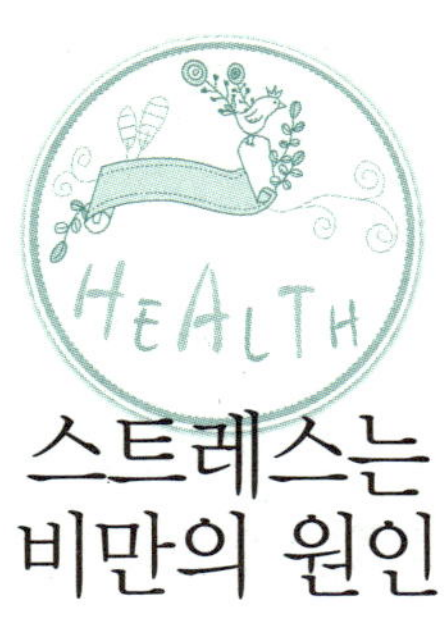

스트레스는
비만의 원인

날씬하고 건강한 몸매를 갖고 싶다면 스트레스를 받지 않도록 조심하라. 스트레스는 식욕을 증가시키기 때문에 자꾸 먹도록 한다. 스트레스를 받게 되면, 췌장에서 혈당을 조절하는 인슐린의 분비가 촉진되어 다량의 인슐린을 분비한다.

스트레스를 받아 인슐린이 많아지면, 인슐린이 저마다 부지런히 혈액 속에 있는 당을 근육이나 조직 속으로 날라서 저장을 한다. 그렇게 되면 당연히 혈중의 당이 부족하게 될 것이고, 허기를 느껴서 자꾸 먹게 된다.

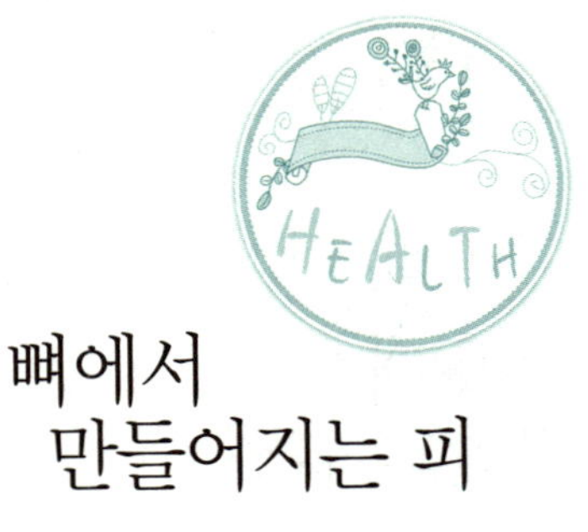

뼈에서
만들어지는 피

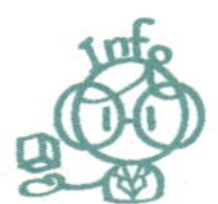

뼈는 우리의 몸속에서 유일하게 피를 만들어내는 역할을 한다.

우리는 심장에서 피를 만들어낼 거라고 쉽게 생각하는데 그렇지 않다. 심장은 피를 만들지 못한다. 심장은 펌프질로 피를 내보내는 역할을 하는 것이고, 뼈만이 피를 만들어내는 조혈작용을 한다. 그런데 우리의 몸속에서 뼈가 썩거나 뼈가 마르면 살 수가 있겠는가? 시기하고 질투하는 마음은 심령을 상하게 하고 뼈를 마르게 한다.

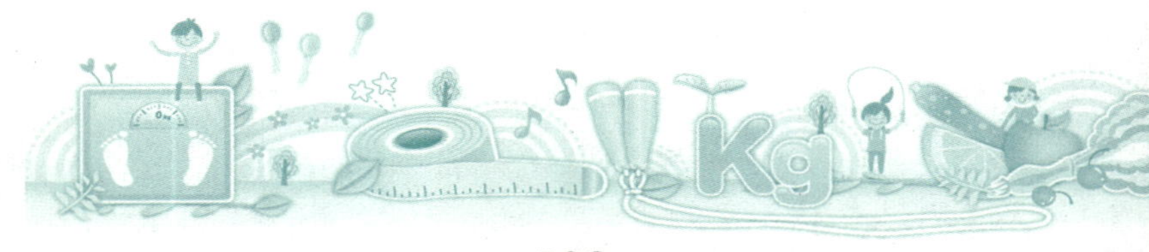

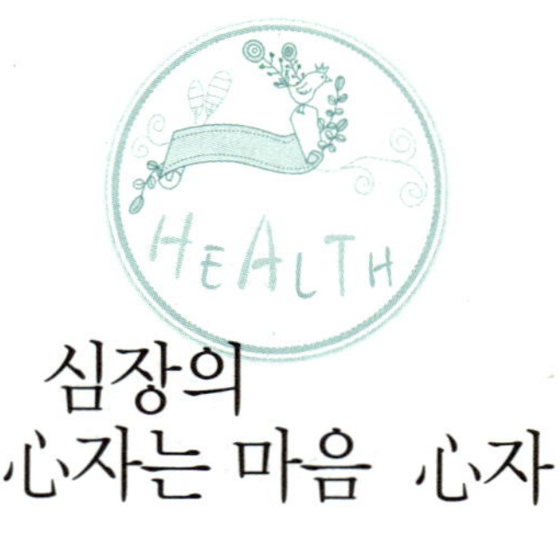

심장의
心자는 마음 心자

우리는 억울한 일을 당하거나 극도로 화가 나면 "속이 터진다." "가슴이 터질 것 같다." 라고 말한다. 심장의 心자는 마음 心자다. 그걸 알고 우리는 화가 나서 마음이 상하면 본능적으로 가슴을 치며, 가슴이 터질 것 같다고 외친다.

스트레스를 받으면 마음에 가장 큰 타격을 받는다. 마음에 타격을 받으면 그만큼 심장에도 타격을 준다. 그러므로 심장과 폐가 극심한 스트레스로 인하여 터질 것 같다는 뜻이다.

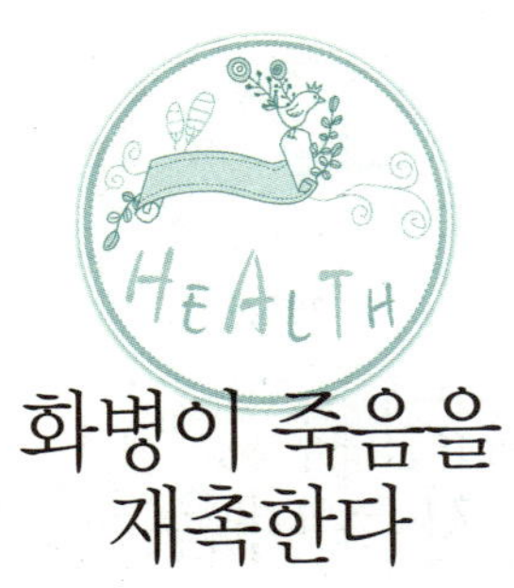

화병이 죽음을
재촉한다

어떤 통계에 의하면, 세계 여러 민족 중에서 우리나라 사람이 가장 오래 살 수 있는 체질을 가지고 있다. 그러나 실제로, 우리 민족은 그렇게 오래 살지 못 한다. 우리 민족에게는 화병(火病)이 있어서 그렇다. 다른 나라에는 본래 화병이라는 명칭이 없다. 사실, 그들에게는 우리에게서 늘 보던 그런 조급함이나 울화 같은 것은 찾아보기 힘들다. 그들은 늘 고맙다, 미안하다, 실례했다는 말을 입에 달고 산다. 그러니 서로에게 나쁜 감정들이 쌓이지 않는다.

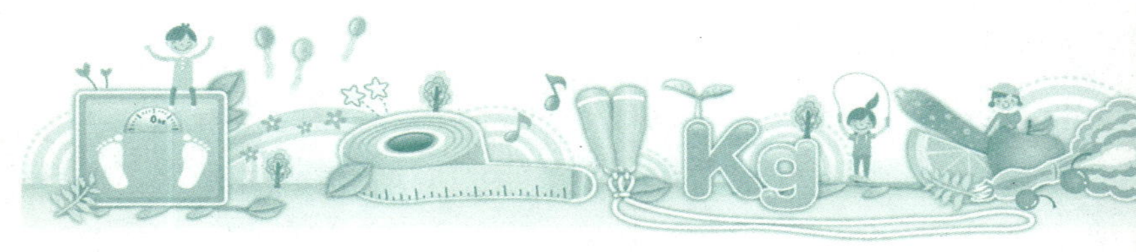

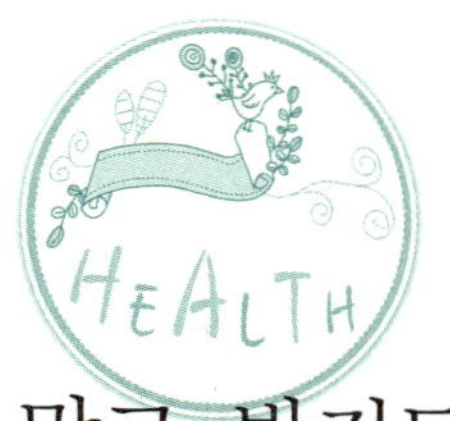

주지도 말고, 받지도
말아야 하는 스트레스

한 사람의 습관이나 환경은 그 사람의 건강 나이에 지대한 영향을 끼친다. 담배를 안 피우는 사람이 담배를 피우는 사람보다 8년 수명이 연장된다. 꾸준히 운동을 하는 사람이 그렇지 못한 사람보다 평균 9년을 더 산다. 평소에 스트레스가 전혀 없고 편안한 사람은 그렇지 못한 사람보다 32년을 오래 살 수 있다. 그러니 나의 무병장수를 위해서도 또 남의 건강을 위해서도 스트레스는 주지도 말고 받지도 말자.

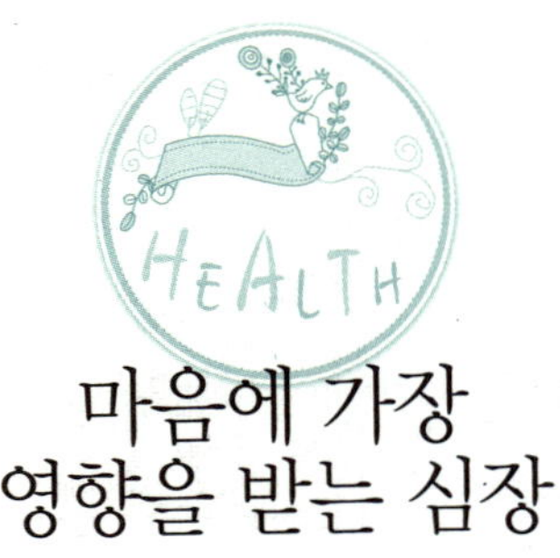

마음에 가장
영향을 받는 심장

몸의 장기 중에서 이름에 마음 심(心) 자가 들어 있는 것은 심장뿐이다. 심장은 마음가짐에 따라 가장 예민하게 영향을 받는다. 특히 흥분하거나 스트레스를 받으면, 부신에서 에피네프린이 분비되어 심장박동이 증가한다. 현대인들에게 심장병이 부쩍 증가하는 것도 알고 보면, 급변하는 환경과 이에 적응하기 위해 받는 스트레스가 주원인이다. 심장병 환자들은 특히 마음을 편안하게 갖도록 감정을 조절하고 다스리는 훈련을 해야 한다.

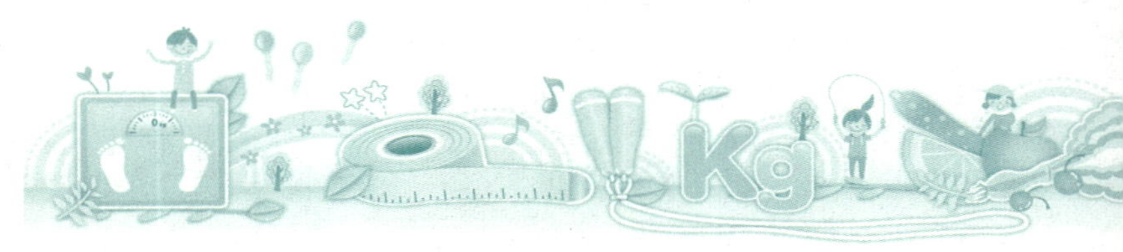

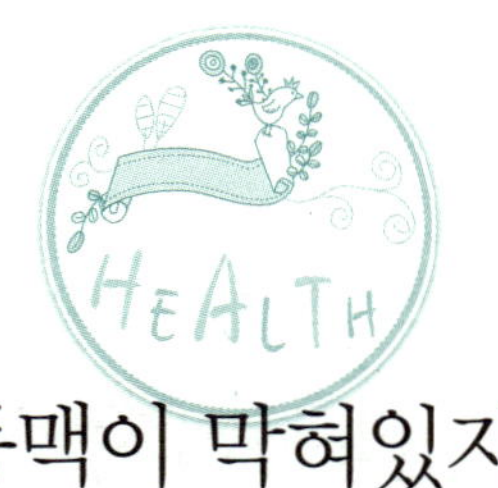

관상동맥이 막혀있지
않은지 수시로 확인

심장병이 위험한 이유 중에 하나는, 우리의 심장은 혈관이 어지간히 막혀서는 본인이 모르고 지내게 된다는데 있다. 이미 증상이 왔다면 벌써 상당히 많이 막힌 상태라고 할 수 있다.

관상동맥이 완전히 다 막히도록 모르고 지내다가 혈액의 공급이 안 되게 되면, 순간 '악!' 하고 통증을 느끼고 쓰러져서 사고를 당하거나, 급사하게 되는 안타까운 경우를 당하지 않도록, 평소에 '내 심장이 안녕하신지?' 늘 체크해야 한다.

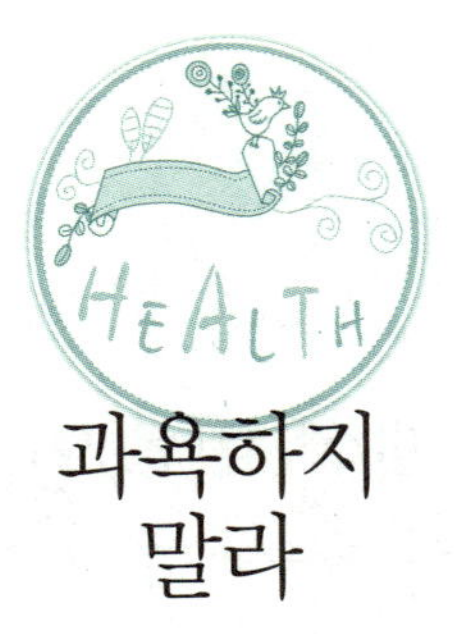

과욕하지 말라

예로부터 과유불급(過猶不及)이라 했다. 지나친 것은 모자란 것과 같다는 말이다. 지나친 욕심은 건강을 해칠뿐더러, 자기의 명예와 이름에 먹칠을 할 수도 있다. 과욕(過慾)이란 말은 말 그대로 지나친 욕심을 말한다.

과(過)자가 들어가는 단어치고 좋은 의미를 가진 말이 없다. 과식, 과음, 과민, 과오, 과열, 과속 그래서 과(誇)자가 들어가면 칭찬도 해가 된다는 듯 과찬(過讚)으로 내려가고, 대접도 분에 넘치면 과분(過分)하다고 사양한다.

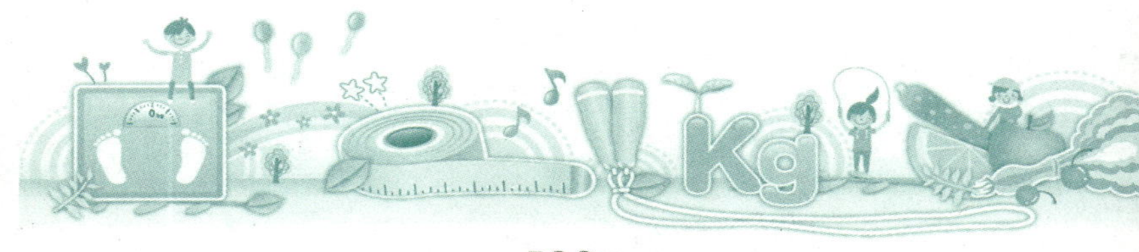

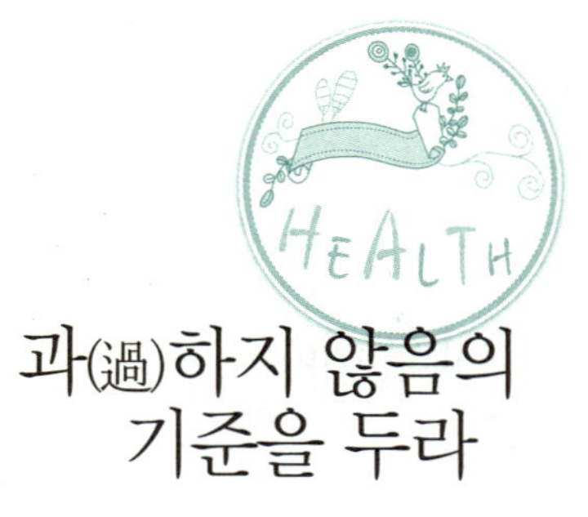

과(過)하지 않음의
기준을 두라

과(過)하지 않는 것의 기준은 이미 우리의 몸과 마음이 더 잘 알고 있다. 일례로 과식(過食)을 하면 우리 몸이 먼저 알고 포만중추가 그만 먹으라고 신호를 보낸다. 과음(過飮)을 해도 우리 몸이 먼저 알고 밖에서 들여보낸 것들을 도로 쏟아낸다. 과하고 모자람의 기준은 모두 자기 식의 기준에서 판단된다. 과(過)하다는 것은 결국은 내가 생각했던 것보다, 내가 기대했던 것보다, 내가 구했던 것보다, 내가 원했던 것보다, 넘친다는 것이다.

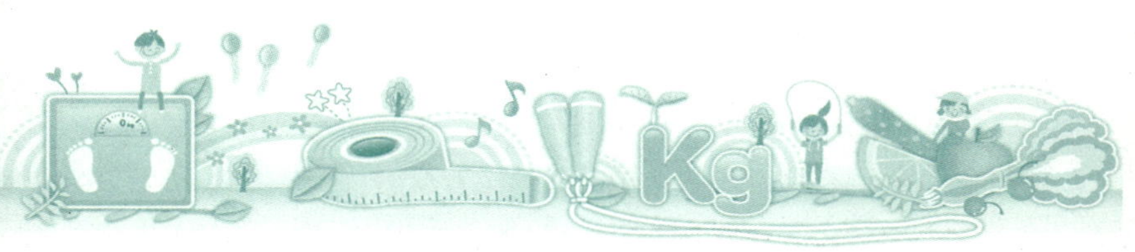

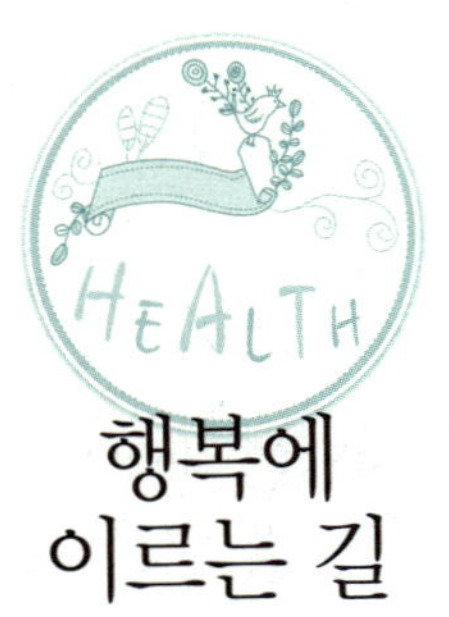

행복에
이르는 길

누군가 사랑할 대상이 있다는 것은 인생을 퍽이나 윤택하고 기름지게 한다. 부모를 사랑하게 되면 그때부터 내가 행복해진다. 이웃을 사랑하게 되면 그 때부터 내가 더 행복해지는 것이다. 직장 동료를, 이웃을 사랑하게 되면, 사랑을 받는 사람이 느끼는 것보다 내가 더 큰 행복을 느끼게 된다.

남을 행복하게 하는 자만이 자기의 행복을 얻을 수 있다. 실제로, 사람이 느끼기에는 받는 기쁨보다는 주는 기쁨이 더욱 크다.

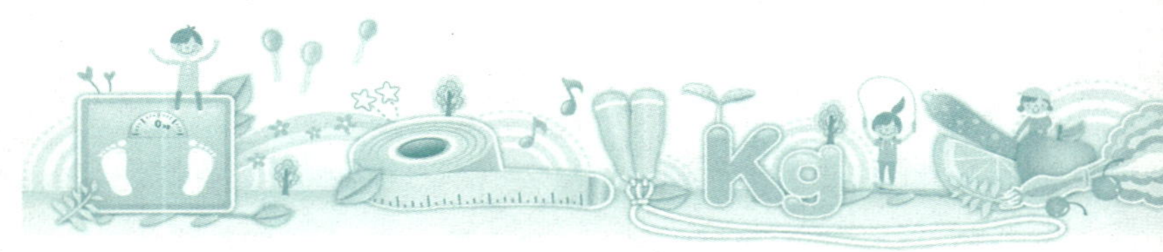

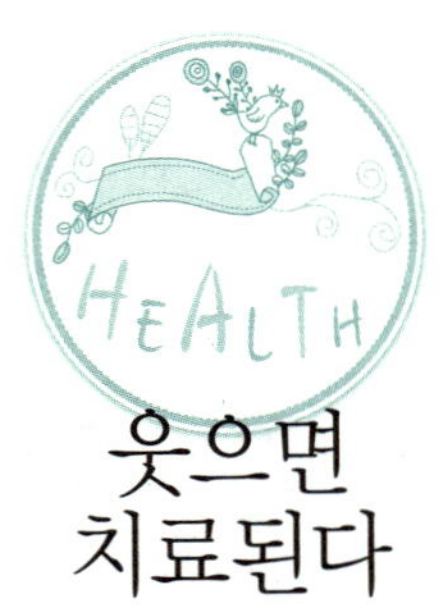

웃으면
치료된다

환자들을 대상으로 한바탕 실컷 웃기고 나서 검사를 해보니, 그들의 막혔던 혈관이 뚫렸다. 혈액순환이 잘 되면 각 조직과 장기에 영양분과 산소를 잘 공급해주고, 탄산가스와 노폐물을 빨리빨리 제거해 주는데, 어떻게 조직과 장기에 암이 붙어있을 수가 있겠는가?

박장대소를 하니까 혈관이 뚫리고, 암세포를 공격하는 T임파구, 감마 인테페론, 화이트 브루셀, NK세포 이런 좋은 성분이 급속도로 증가한다.

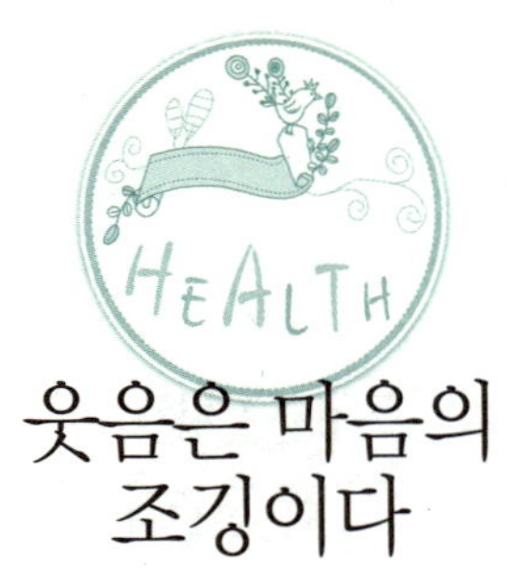

웃음은 마음의
조깅이다

우리의 몸에 몇 개의 근육이 있는지 아시는가? 무려 650개다. 한 번 웃을 때, 동시에 사용되는 근육은 231개다. 박수를 치며 실컷 웃어보라. 웃는 것은 놀라운 운동이 된다. 웃는 사람에게는 어떤 세균도 병균도 질병도 들어 갈 수 없다.

환자들에게 웃음치료를 권유하여 웃게 했더니 그들이 웃고 난 뒤로, 증세가 호전되어서 한 달 입원할 사람이 보름 만에 퇴원을 하고, 보름 입원할 환자가 일주일 만에 퇴원을 하는 사례가 나타났다.

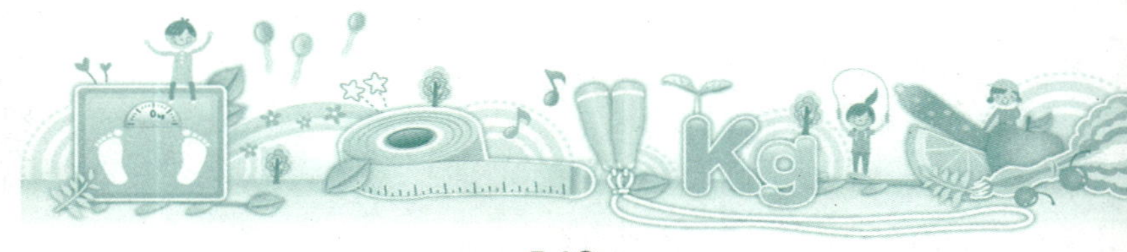

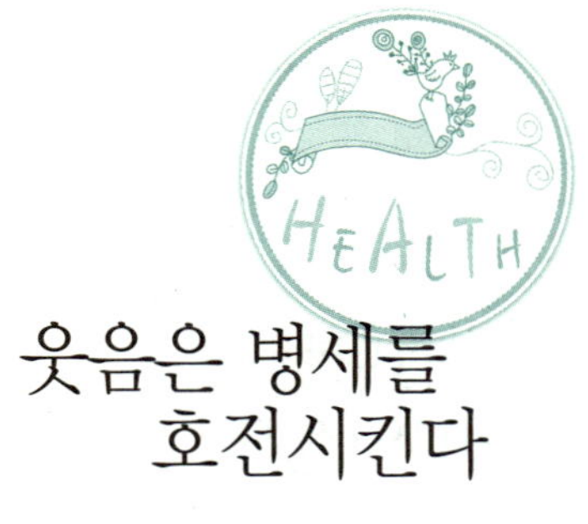

웃음은 병세를
호전시킨다

의사인 패치 애덤스는 어린이 환자 방에 들어가서, 변기를 머리에 쓰고 우스꽝스런 모습으로 걷기도 하고, 고무 섹션기를 잘라 빨강 코를 만들어 광대놀음을 보여주고 하니까, 시무룩하던 아이들이 너무나 좋아하는 거였다. 아이들이 즐거워하면서 통증도 덜하고, 병실에 있던 아이들의 병세도 호전되어 갔다. 그의 우스꽝스러운 행동은 환자들을 즐겁게 해주고, 함께 놀아주면서 그들의 빠른 회복을 돕게 되었다.

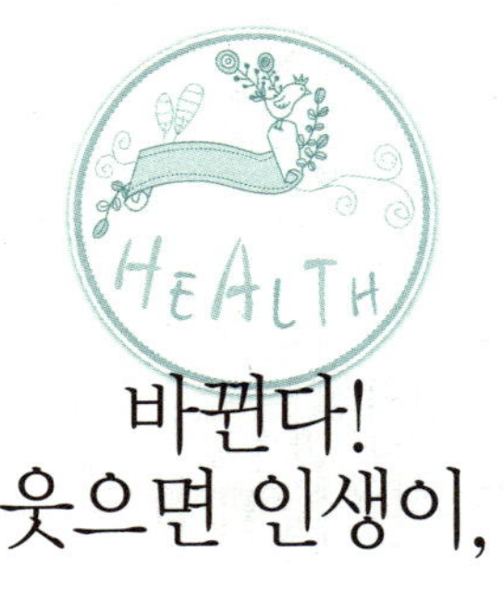

바뀐다!
웃으면 인생이,

오늘부터 의도적으로라도 이를 환하게 내놓고 활짝 웃기를 권한다. 활짝 웃으며 사는 사람에게는 기적이 일어나기 때문이다. 처음에는 의도적으로, 그 다음에는 사실적으로, 그리고 정말 기뻐서 웃어보라. 항상 활짝 웃으며, 만나는 사람마다에게 먼저 인사를 건네고 웃어주다 보면 기쁨이 놀라운 속도로 확산된다.

그리고 내가 변하니 내 아내가 변하고, 내 아내가 변하니 내 자녀들과, 부모 형제들이 변한다. 만나는 직장동료들이 달라진다.

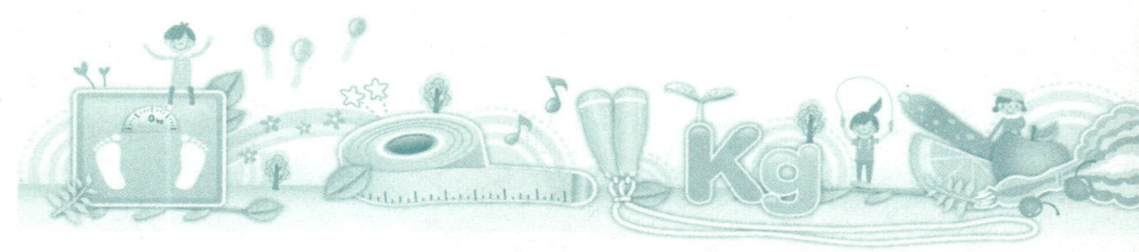

웃음으로 평생을 건강하게

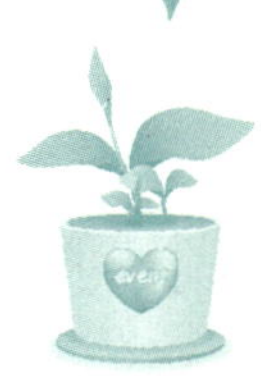

오랜 조사 끝에 밝혀낸 장수하는 사람들의 단 하나의 공통점은 친구의 숫자에 좌우되었다. 인생의 희로애락을 함께 나눌 수 있는 친구가 많고, 그들과 보내는 시간이 많을수록 장수하였다. 마음이 통하고, 말이 통하는 친구가 많다는 것은 최고의 선물이다.

웃으면 항암세포들이 증가된다

통계에 의하면 항상 밝고 명랑하며 잘 웃는 사람은, 암에 잘 안 걸린다. 반면에, 별 일 아닌데도 벌컥벌컥 화를 잘 내는 사람은 암에 잘 걸린다. 우리 몸에서는 하루에 암세포가 300~400개가 생성이 된다. 그래서 이게 뭉치면 죽음에 이른다.

나도 모르는 사이에 암세포가 하루에 수 백 개씩 생기고 있다니? 그런데 더 놀라운 사실은 활짝 웃으면, 암세포를 죽이는 T임파구, 감마 인테페론 NK세포 같은 항암세포들이 부쩍 증가되어, 암세포를 다 잡아먹는다.

웃음은 마음의 치료제요,
몸의 미용제이다

아름다워지고, 예뻐지기를 원한다면 오늘부터 많이 웃기를 바란다. '웃음은 마음의 치료제요 몸의 미용제'이다. 많이 웃을수록 웃을 때 사용되는 근육은 발달되고, 인상 쓰는 근육은 위축되기 때문에, 보기에도 아주 좋은 인상으로 바뀌어져, 인물이 좋아지기 때문이다. '얼굴'의 뜻은 '얼 굴'이다. '얼의 터널'이라는 말이다. 얼을 담고 있는 굴이 언제나 밝은 표정 사람 좋아 보이는 인상으로 만들어지도록, 하루에도 몇 번씩 거울을 보고 웃는 연습을 해보시라.

밝은 표정은
성공의 계약서

밝은 표정을 가지고 사는 사람치고 실패한 사람은 아무도 없다. 왜냐하면 밝은 표정은 상대방의 마음속에 들어가서 빠져 나오지를 않기 때문이다.

세일즈를 하던, 사업을 하던, 사람들과의 만남을 통하여 모든 일이 이루어지므로, 자신의 인상이 기분 좋게 상대방의 마음에 각인되어진다면, 그 사람을 언젠가는 다시 찾게 될 것이다. 그렇게 되면 자신이 추구하던 모든 일은 100% 성공하게 된다.

건강한 감정표현, 건강한 반응

얼굴은 내 머리에 붙어 있어서 내가 들고 다니기는 하지만 엄밀히 말하면 자기 것이라고 할 수 없다. 왜냐하면 자신의 얼굴을 자기가 볼 수 있는 사람이 있는가? 그러므로 이 얼굴은 누구의 것이냐? 바로 나를 봐주는 상대방의 것이다.

그래서 밝은 표정 웃는 얼굴은 상대방을 위한 서비스이다. 건강한 감정표현, 건강한 반응은 정신건강에도 아주 유익하다. 여러분의 마음과 감정이 화석처럼 굳어지지 않도록, 자기 자신에게 솔직하고 충실하기를 바란다.

자신을 향해서
정중하게 인사하라

아침에 일찍 일어나서, 옷을 홀랑 벗고, 거울을 보면서 자기를 보고 웃어주라. 벌거벗고 서 있는 자기 자신을 최고로 높여주며 깍듯이 인사를 해보자, "○○○, 안녕히 주무셨습니까?"

홀딱 벗고 서 있는 자신을 향해 정중하게 인사를 하다보면, 같잖아서 저절로 웃음이 터져 나온다. 그러나 이런 행동의 반복은 자기 암시의 효과가 있어서, 실제로 나를 존중하게 되고, 누구 앞에서도 당당하게 자기를 표현할 수 있는 자존감이 높은 사람이 된다.

꼬였던 일도
풀리게 해주는 웃음

기뻐서 웃는 것보다는 웃으니까 기뻐진다. 안 좋은 일이 있어도 웃으니까 꼬였던 일이 풀리면서 기뻐지게 된다. 기뻐서 웃는 것보다, 웃으니까 기뻐지고 그래서 행복해 진다.

일부러 웃어도, 억지로 웃어도 그 효과가 90%라면, 지금부터 억지로라도, 일부러라도, 소리를 내서 웃어보자. 겸손한 사람, 자기가 부족한 것을 깨닫는 사람이 웃을 수 있다. 웃으면 몸 안에 있는 병적인 세포들이 죽게 된다. 그리하여 웃는 순간 건강의 회복이 시작된다.

억지로 웃으면
진짜로 웃게 된다

영국의 BBC 방송국에서 웃음이 없는 사람들을 다 모이라고 했다. 웃음이 없는 사람들이 엄청나게 많이 모였는데 보니까, 여자가 90%, 남자가 10%로 대부분 여자들이었다고 한다.

방송국에서 모인 사람들 모두에게 거울을 한 개씩 나눠 준 다음, 거울속의 자신의 얼굴을 향해 웃으라고 했다. 거울을 보고 혼자서 웃어보라고 하니, 그래서 웃음이 나왔겠는가? 사람들이 억지로 웃는데, 처음에는 같잖아서 웃고, 그러다보니 진짜 웃음보가 터졌다.

기쁨을 끌어당기고, 부정적인 요소들을 몰아내는 웃음

당신은 하루에 몇 번을 웃는가? 어린 이들은 하루에 400번을 웃는다고 한다. 그래서 늘 밝고, 활기가 넘치고 건강한 모양이다. 밝은 표정, 웃는 얼굴은 행복의 저금통장이다. 재치 있는 말 한마디는 서먹서먹한 분위기를 금방 웃음바다로 바꿔 놓는다.

적재적소에 시기적절하게 풀어내는 유머감각은, 나뿐 아니라 함께 한 모든 사람을 행복하게 해준다. 웃음은 기쁨을 끌어당기고, 부정적인 요소들을 몰아내는 효과가 있다.

한 번 웃는 것은
5분 동안의 에어로빅

한 번 웃는 것은 5분 동안 에어로빅을 했을 때의 운동량과 같고, 20분 동안 웃는 것은 3분 동안 격렬하게 노를 젓는 운동량과 같다.

그렇게 효과가 많으니, 제대로 한 번 웃어보자. 배가 아플 때까지, 눈물이 쏙 빠질 때까지, 숨을 몰아쉬어야 할 때까지, 오줌을 지릴 때까지 격렬하게 웃어보자. 그렇게 웃고 나면, 그렇게 호탕하게 웃어서 온몸의 긴장이 풀리면, 자연 혈액순환이 잘 되며, 소화도 잘되고, 밤에 깊은 잠을 잘 수 있게 된다.

웃음은 마음까지
바꾼다

어떤 이는 얼굴에 주름이 생길까봐 웃으면서 얼굴을 막 당기고 손으로 펴고 숫제 눈가를 붙잡고 웃는 분이 있다. 그럴 필요 없다. 웃으면서 생기는 주름은 너무너무 아름답기 때문이다. 어차피 나이 들면 피해갈 수 없는 게 주름 아닌가?

언제나 얼굴 가득 환한 미소를 짓고 활짝 웃어서 생긴 주름은 오히려 인생의 아름다움을 드러낸다. 웃다보면 내 마음에 이웃을 사랑하는 마음이 가득 들어오게 되고, 이 사람은 이웃을 도와주며 살게 된다.

성공하기 위한 여섯 가지 조건

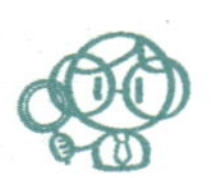 캐나다의 칼럼니스트 찰스 마이클 (Charles Michael)이라는 사람은 성공하기 위한 여섯 가지 조건을 이렇게 말하였다.

1. 자유 시간을 많이 가져라.
2. 창의적인 사람으로 인정받아라.
3. 자신이 좋아하는 일을 하라.
4. 다양한 취미 활동을 하라.
5. 철학적으로 독립성을 가져라.
6. 유머 감각이 풍부하여 잘 웃고 웃기는 사람이 되어라.

우리의 기쁨은
심령에서 비롯된다

우리가 일부러라도 웃다보면 꼬였던 일이 풀리게 된다. 그런 일이 반복되다 보면, 정말 행복하고 유쾌한 삶을 살게 된다. 그렇게 자신의 삶이 변화되는 것을 느끼게 되면, 자연 웃음이 우리의 삶에 미치는 영향을 생각하게 된다.

그러다보면 내면 깊은 데서 우러나오는 기쁨에 대해 생각하게 될 것이고, 급기야 우리 기쁨의 근원은 환경에 의해 좌지우지하는 게 아니라 나의 심령 깊은 곳에서 비롯되어 진다는 것을 깨닫게 될 것이다.

웃음의 목표는
기쁨을 추구하는 것

늘 기뻐하는 삶은 보다 원론적으로 접근하면 '어떻게 사느냐?' 와, '무엇을 위해 사느냐?' 로 좁혀진다. '어떻게 사느냐?' 와 '무엇을 위해 사느냐?' 의 차이는 삶의 질을 완전히 바꾸어 놓는다.

항상 기뻐하는 것이 내 영혼을 강건케 하는 것이라면, 항상 웃으며 사는 것은 내 육체에 약간의 유익을 준다. 항상 기뻐하는 것이 내 본질을 바꾸어 놓는다면, 항상 웃으며 사는 것은 내 삶의 일부분에 변화를 주는 것이다. 기뻐하는 삶은 심령을 건강하게 해준다.

운동 처방을
받아라

우리가 건강하게 지내려면 의학처방 못지않게 운동처방을 중요하게 여겨야 한다. 운동이 도움이 된다하여 자기 생각만 믿고 무모하게 운동을 했다가는 오히려 건강을 해쳐 병원을 찾는 경우가 많다.

성인병의 경우에는 의학처방만으로는 해결할 수 없고, 부득이 운동처방이 병행되어야 한다. 운동부족으로 성인병이 오기 때문이다. 거의 대부분의 성인병들은 적절한 운동처방을 따라하면 기대 이상의 효과를 가져다준다.

치료가 되는 운동,
숨이 조금 차도록

건강의 증진을 위해서 운동을 하는 경우, 운동은 숨이 조금 차도록 하는 것이 좋다. 숨이 꽤 차도록 할 필요는 없다. 나중에 두 사람을 비교해 보니 숨이 꽤 차도록 한 사람보다, 숨이 조금 차도록 한 사람이 더 건강해졌다는 결과가 나왔다.

하루에 30~60분 정도로 운동을 하면 좋다. 하지만 살을 뺄 목적으로 운동하는 사람은 한 시간 반에서 두 시간이 좋다. 그리고 뚱뚱한 사람은 절대 숨이 많이 차도록 하면 안 된다. 지방보다 당질이 소모되기 때문이다.

등구
운동을 하라

층계를 오르는 등구(脊丘)운동은 시간이 부족한 현대인에게 좋다. 20분만 하면 30~50분 걷는 효과를 낸다. 1층은 천천히 한 계단씩 오르고, 2층은 빨리 한 계단씩 오르거나 두 계단씩 뛰어오른다. 3층은 한 계단씩 오른다. 4~7층은 주 운동으로 가장 강도가 센 등구운동이다. 4층은 한 계단씩 빨리 오르고, 5층은 두 계단씩 오르고, 6층은 천천히 한 계단씩 오르고, 7층은 두 계단식 오른다. 8~10층은 1~3층까지 한 운동을 반복한다.

최적의 운동시간은
30분 이상 꾸준하게

우리가 운동을 할 때, 갑자기 강도 높은 운동을 하면 지방질이 아닌 몸에 이로운 글루코겐만 태우는 불합리한 운동이 된다. 운동을 시작하면 처음에는 수분과 탄수화물, 단백질의 칼로리를 소모한다. 그 후 40분 정도의 시간이 지나야 체내의 지방이 연소된다.

체지방을 줄이는 것이 목표라면 적어도 40분 이상의 운동시간을 확보해야 한다. 뚱뚱한 사람은 무리한 운동보다는 가벼운 운동을 꾸준히 해주어야 지방이 서서히 연소가 된다.

운동의 빈도, 일주일에 3-5일

일주일 내내 하루도 안 쉬고 운동을 하는 것은 안 하는 것만 못하게 된다. 또한 이와 반대로 평소에는 전혀 운동을 안 하다가, 한 달에 한 번 높은 산으로 등산을 간다면 운동이 아니라 몸에 죄를 짓는 행위가 된다. 너무 무리한 운동은 심한 경우에 사망에 이르기도 한다. 갑자기 운동을 심하게 하면, 몸에서는 스스로 몸의 회복을 돕는 각종 호르몬과 신경물질을 분비한다. 그러다가 잠결에, 휴식 중에, 몸의 경고가 해제되었을 때 맥없이 죽는다.

식욕을 감소시키는데
효과가 있는 운동

조금 숨이 차도록 한 시간에서 한 시간 반 정도 운동을 하면 식욕이 왕성해지는 것이 아니라 식욕이 감퇴한다. 그 이유는 우리 몸이 운동을 하여 열이 나면, 체온이 증가하게 되고, 이때, 몸의 구석구석에 있는 영양소를 태워서 에너지로 이용하게 된다.

지방은 피 속으로 산소가 들어가야 태울 수 있는데, 지방이 막 타면서 에너지가 발생하여 우리 뇌에 카테콜아민이라는 호르몬이 전달되어 식욕을 감소시킨다.

8가지로
구성되어 있는 체력

1 근력: 순간적으로 근육의 힘을 이용해 하는 운동 2 근지구력: 얼마나 오래 힘을 쓸 수 있는가를 측정하는 근육운동 3 순발력: 순간적으로 사용되는 힘의 폭발력을 기르는 운동 4 민첩성: 아주 빠르게 대처하는 능력을 기르는 운동 5 교치성: 운동경기나 오락에서 동작을 날쌔게 수행하는 능력 6 평행성: 신경에 의해 좌우되는 능력 7 심폐지구력: 심장하고 폐에 의하여 발달되는 능력 8 유연성: 주로 관절에 의해서 영향을 받는 능력

심폐지구력을
기르는 운동

심폐지구력을 기르는 운동을 하라고 권하고 싶다. 다른 것은 좀 못하더라도 괜찮다. 왜냐하면 심폐지구력을 기르는 운동만 제대로 해도, 성인병을 예방하고 치료하는데 약 80%의 비중을 다했다고 볼 수 있다.

운동을 처음 시작하는 초보자는 운동 강도를 자기 최대 운동능력의 50%정도에서 시작하여 차츰 강도를 높여 나가야 한다. 심장기능의 향상은 물론 성인병을 예방하기 위해서는 40대에는 맥박수가 적어도 125회 이상 유지되는 운동을 해야 한다.

운동이 호흡에
미치는 효과

호흡계는 산소를 신체의 내부 조직에 공급하여 에너지가 생성되는데 주된 역할을 할 뿐만 아니라 이산화탄소를 신체 외부에 내보내는 역할을 한다. 지속적이고 계획적인 운동은 폐용량을 증가시켜 흡기에 관여하는 근육의 강화로 흡기용량의 증가를 가져오게 된다. 그래서 모세혈관과 폐포간의 산소확산 능력의 증가로 많은 산소가 혈액과 결합하게 된다. 오래 달리기 운동은 흉벽, 늑골, 횡경막, 호흡근육의 기능을 높여서 폐활량을 증가시키는 좋은 운동이다.

운동이 심장에 미치는 효과

심장은 혈액순환을 원활하게 하여 고혈압, 심장판막증, 부정맥, 혈관질환 및 고지혈증 등의 심장질환을 예방해줌은 물론, 신체활동에 필요한 영양소를 각 조직으로 보내어 건강한 몸을 유지하도록 하는데 절대적인 역할을 한다.

심장을 건강하고 튼튼하게 하기 위해서는 운동을 자신의 신체에 맞게 지속적으로 하는 것이 좋으며, 운동의 강도를 낮게 하고 등산, 오래 달리기, 배드민턴 등의 유산소 운동을 일주일에 3~4회 정도로 한다.

운동이 골격에 미치는 효과

인체에는 206개의 뼈에 근육과 연골 그리고 인대가 부착되어 운동의 활동 기능을 하도록 하는 역할을 한다. 대부분의 골조직은 칼슘, 인 등의 무기질 저장소로도 이용되고 있다.

운동은 뼈가 약해지는 현상을 방지해줌과 동시에 뼈를 강하게 하는데 효과적이다. 걷기나 달리기 등의 운동과 함께 웨이트 트레이닝을 병행하여 운동을 실시하면 무기질의 손실을 줄이고 골밀도가 높아져 골다공증 등의 현상을 막을 수 있다.

운동이 근육에 미치는 효과

근육은 신경자극을 통하여 수축과 이완을 반복하면서 몸을 움직이게 하는 것으로 힘의 근원임과 동시에 생명을 유지하는 활동을 한다. 근육이 약해지면 올바른 자세를 유지하기가 어려움은 물론 힘을 필요로 하는 무거운 물건을 들어서 이동시킨다던지 장시간 활동을 하는 과정에서 상해의 위험이 높아서 요통 등의 질병을 얻을 수도 있다. 근육을 건강하게 하고 튼튼하게 하는 것은 체력에 자신감이 생겨서 사회생활을 보다 적극적으로 할 수 있도록 한다.

근육을 유지시키고,
발달시키는 유일한 방법

성인병의 예방 면에서 운동 강도는 낮게 하고, 운동시간은 다소 길게 하는 것이 바람직하다. 성인병을 예방하기 위해서는 무엇보다도 심장기능이 우수해야 한다. 심장기능을 향상시키기 위한 운동기구로는 러닝머신과 고정된 헬스자전거를 들 수 있다. 실내에서 운동을 하게 되면 기온이나 날씨 등 외부환경에 별 영향을 받지 않게 되고, 바깥에 나가야 할 번거로움 없이 가족이나 회사원 모두가 손쉽게 이용할 수 있어 운동하는데 부담을 덜 받게 된다.

유산소 운동으로서의 사이클

사이클은 유산소 운동 중에서도 칼로리 소비량이 가장 적지만, 무릎 관절에 대한 부담이 적어 준비운동으로 아주 적당하다. 사이클은 관절염 등 무릎과 관련된 질환이 있는 사람들도 운동을 실시할 수 있다는 장점이 있다.

무릎에 무리가 안 가면서도 대퇴근육 운동효과가 있고, 부상위험도 가장 적어 재활운동으로도 권장되고 있다. 사이클 운동 중 가장 주의해야 할 점은 페달이 내려갈 때, 다리가 일자로 펴지면 안 된다.

올바른 자세의 유지가
중요한 스테퍼

스테퍼는 유산소 운동 중 칼로리 소비량이 가장 많은 기구로서 발의 앞부분을 사용해서 운동한다. 이때, 발은 반대편 발이 땅에 닿기 전에 또 다른 발을 움직이는 형태로 운동한다. 그리고 엉덩이가 뒤로 빠지게 되면 허리쪽에 부하가 걸려서 통증의 위험이 있다.

그렇기 때문에 상체가 앞으로 쏠리지 않게, 엉덩이와 허리가 일자가 되도록 유지하는 것이 가장 중요하다. 올바르지 않은 자세로 이 운동을 진행하면 허리근육에 상해가 오기 쉽다.

여성에게는 근력 운동이 필요하다

여성은 근력운동으로 근육을 길러 체력증진과 아름다운 바디라인을 만들어 가야 한다. 여성의 호르몬 에스트로겐은 신체의 근육을 위축시킬뿐더러 몸 구석구석을 지방질로 채워 넣는다. 힘과 기운은 근육에서 우러나는 것이다.

여성은 반드시 근육운동을 하여 근력을 기르는 것이 중요하다. 더욱이 근육운동은 체내에서 칼슘성분이 빠져나가는 골다공증을 예방하며 골밀도를 높여 주는 이상적인 운동이다. 탄력 있는 몸매와 단단한 뼈를 만드는데 도움이 된다.

나이가 들수록 계속
되어야 하는 운동

나이가 들면서 가장 떨어지는 운동 감각은 평형성이다. 어르신들은 절대 의자나 어떤 물건 위에 올라가지 못하시도록 해야 한다. 근력을 키우는 운동이 골밀도를 높이는 데 좋지만, 관절염이 있으면 할 수가 없다. 그렇다고 집에 가만히 있으면 그나마 근육이 쇠퇴하여 더 힘을 못 쓰게 된다. 그럴 경우 수영을 하거나 가볍게 평지를 걷는 등 자신에게 맞는 운동처방을 받아야 한다. 관절염이 있으면 수영이 좋고, 골다공증 환자는 근육운동이 좋다.

밖으로
나가 걷자

이제 일어나자. 방에 누워서 X-ray 그만 찍자. 매일 뒹굴며 옆구리 사진 찍고, 등판 사진 찍고, 가슴 사진 찍는게 지겹지 않으신가? 지금, 일어나시라! 제일 편한 옷으로 갈아입고, 가장 편한 운동화 신고, 밖으로 나가시라. 그리고 조금 빠른 걸음으로 서둘러 걸어보시라. 몸속 구석구석에 숨어 있는 찌꺼기와 감정의 불순물들을 다 태워버리리라는 생각을 하며 걷고 또 걸어보시라. 장담하건대, 돌아올 때는 노래를 부르며 신바람이 나 있을 것이다.

성의 고결함으로 평생을 건강하게

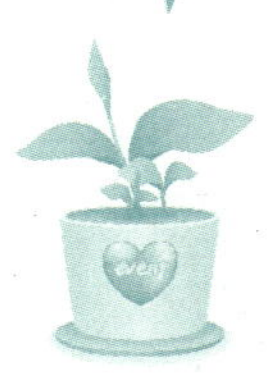

이 사회는 규범과 질서를 지킨 자들에게 안전을 보장한다. 그렇듯 부부간의 성도 잘 다스리고 지킨 자에게는 반드시 평화와 행복을 보상하여 준다. 인간에게만 주어진 고품격의 성은 스스로 그 가치를 존중하며 존귀하게 대하는 자만이 누릴 수 있는 최고의 분복이다.

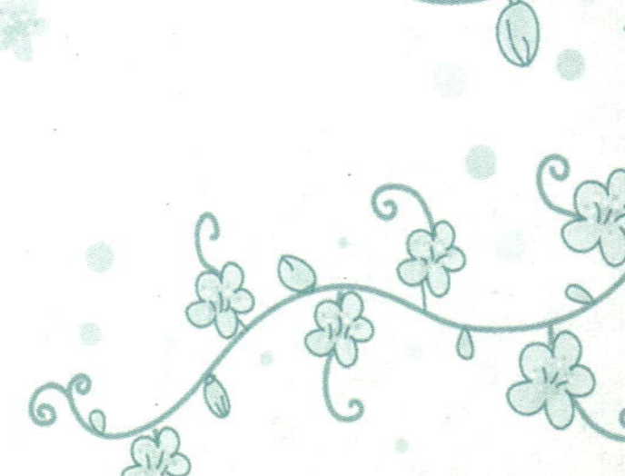

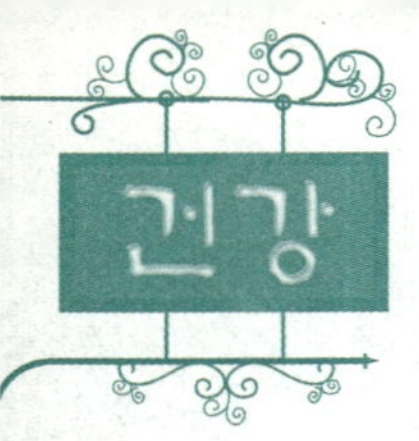

육체적으로 편안함이
평안은 아니다

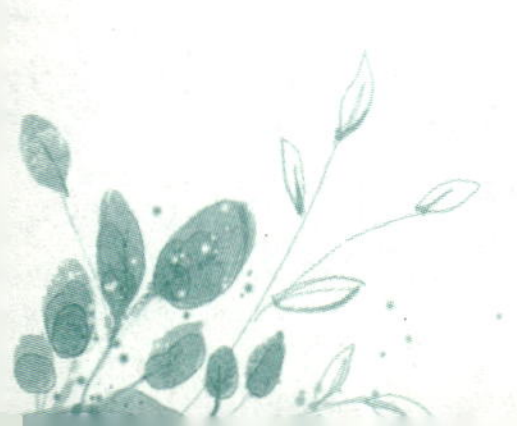

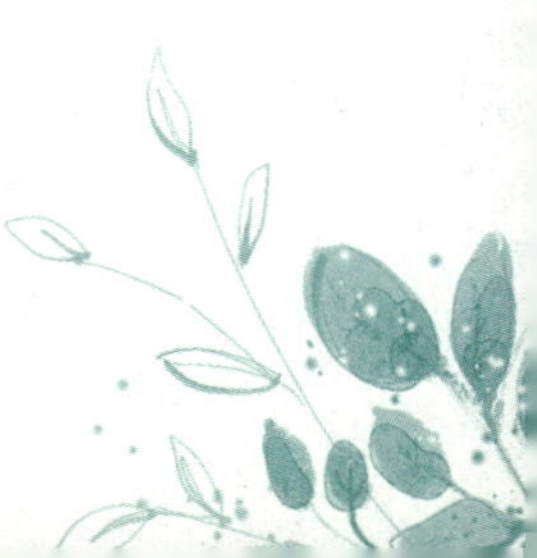

버튼 하나로 해결되는 주거문화는 우리의 생활양식을 바꾸어 놓았으며, 고도로 발달된 의학기술은 인류의 건강과 수명연장에 기여한 바가 크다. 그렇다면 과연 지금 우리의 건강이 과거 어느 때보다 최상의 컨디션을 유지하고 있는가?

그렇지 못하다. 현대인들은 과거 그 어느 때보다 더 무서운 질병들에 노출되어 있으며 특히, 잘못된 식습관과 운동부족으로 인하여 온갖 성인병에 시달리고 있다. 편안함이 곧 평안함은 아닌 모양이다.

적당한 신체활동으로
건강의 유지

인체는 적당한 신체활동을 통해 건강을 유지하도록 만들어져 있다. 온몸의 기능이 도태되는 것을 막기 위해서는 근육은 근육대로, 뼈는 뼈대로, 각 장기는 장기대로 활동을 해야만 강화될 수 있다. 예로부터 우리의 건강을 지키기 위한 세 가지 보(補)가 있다. 음식을 먹어서 몸을 돕는 식보(食補), 약을 먹어서 회복을 돕는 약보(藥補), 운동을 해서 체력을 증강시키는 행보(行補)가 있다. 건강을 위해서는 잘 먹고, 연약한 부분을 위해서 적절한 약을 쓰며, 몸을 많이 움직여 단련시킴으로 건강을 지켜야 한다.

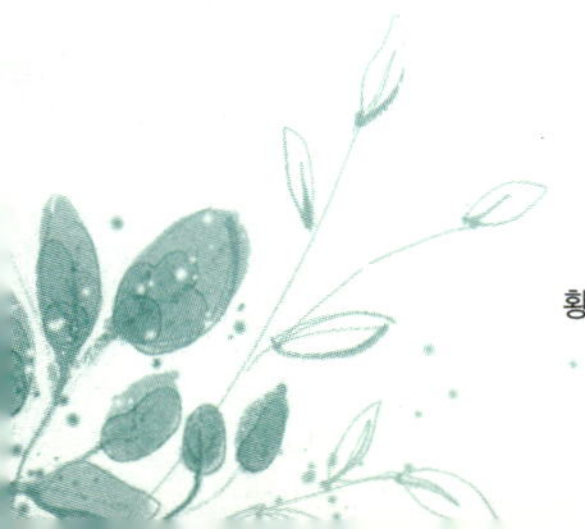
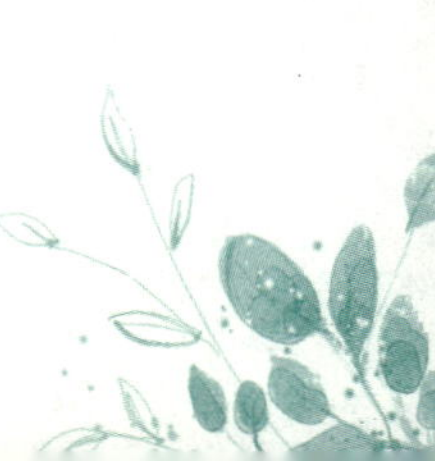

운동은 몸에
보약을 먹이는 것

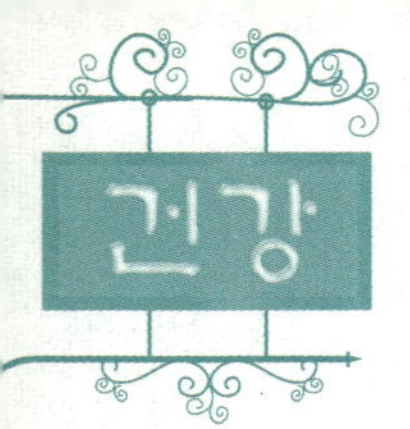음식으로 고칠 수 없는 병은 약으로도 못 고친다. 밥을 잘 먹는 것이 최고의 건강관리이다. 매일 세 끼를 잘 챙겨 먹되, 골고루 편식하지 않는 좋은 식습관은 몸에 영양 공급뿐만 아니라 좋은 보약이 된다. 그리고 운동은 몸에 보약을 먹이는 것이 된다. '행보(行補)'란 말 그대로 많이 움직이고, 많이 걸어서 체력을 키운다는 말이다. 아무리 건강한 사람이라도 운동을 하지 않으면 그 기능들이 퇴화된다. 그래서 병원에서는 수술 환자들에게도 운동을 시킨다.

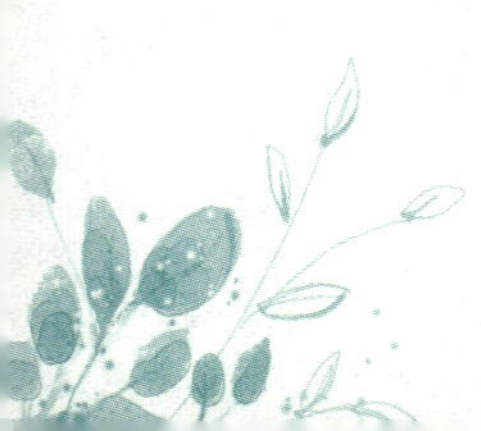
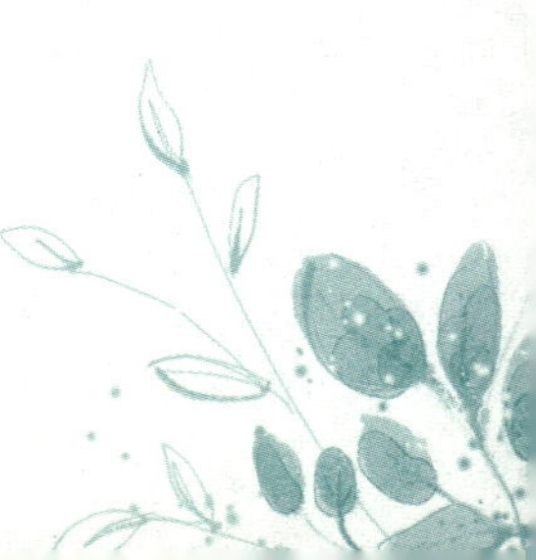

운동부족 상태에 있으면 발병률이 높다

영국에서 운전을 하는 버스의 기사와 2층 버스를 오르내리는 차장의 심장질환과 상태를 관찰한 결과 운전기사의 심장병 발병률이 2배나 더 높은 것을 알게 되었다. 또 우체국 내에 근무하는 사무직원과 집배원의 심장병 발병률을 조사한 결과, 사무직에 종사하는 사람이 훨씬 더 높게 나타났다. 심장병의 발병률에 많은 차이가 있는 이유는 운동부족 상태에 있는 사람의 성인병 발병률은, 규칙적으로 꾸준히 운동을 하는 사람에 비해 무려 5배나 높다.

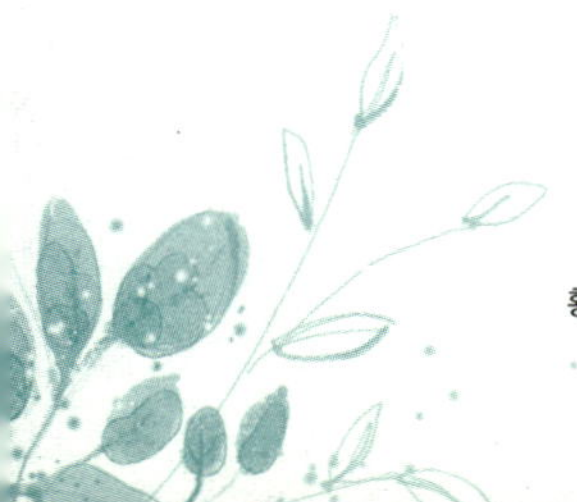
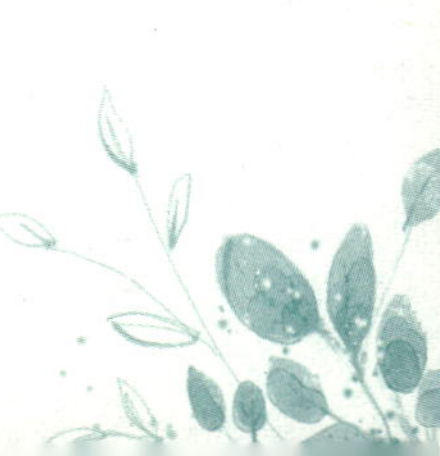

다양하게 걷기
운동을 즐겨라

팔, 다리를 힘차게 휘저어 심폐능력을 향상시키고 살을 빼는 데도 도움이 되는 파워워킹, 하지의 근육과 인대에 부담을 주지 않으면서 무릎관절염과 평행감각을 개선하는 뒤로 걷기, 다이어트와 함께 체형을 바로 잡아주는 마사이워킹 등이 있다. 여기에서, 파워워킹은 관절에 무리를 주어 나이가 많거나 관절염을 앓았던 사람에게는 적합하지 않다. 마사이워킹은 곧고 바른 체형을 만들고, 요통, 무릎관절염 등을 예방하는 운동요법으로 활용가치가 크기 때문이다.

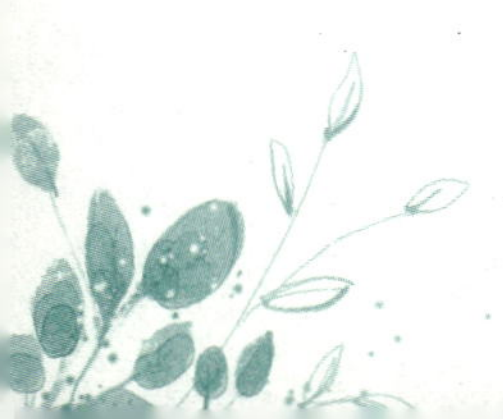
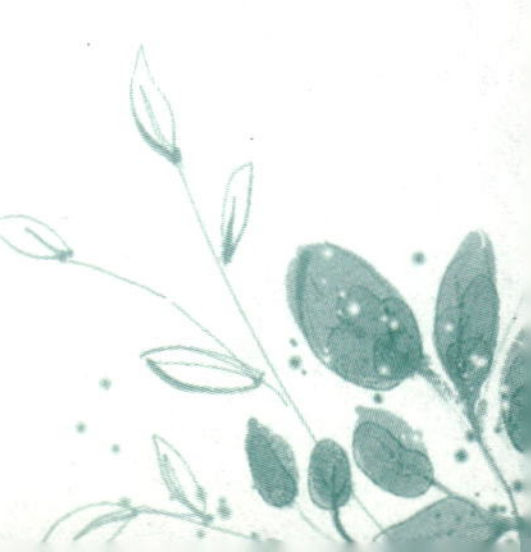

될 수 있는 대로
몸을 움직여라

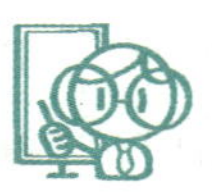

피는 물로 되어 있다. 우리가 앉아 있으면 심장에 있던 피가 밑으로 내려간다. 내려간 피가 다시 위로 올라와야 되는데, 가만히 오랜 시간을 앉아만 있으면, 어떻게 올라가겠는가?

물이 고이면 썩듯이 혈액도 고이면 썩는다. 그래서 우리 몸은 자꾸 움직여주어서 피가 아래로 위로, 올라갔다 내려갔다 순환이 잘되게 해 주어야 한다. 정맥에 있는 피가 빨리 심장으로 돌아가고, 또 심장에 있는 피가 어서어서 온 몸으로 돌아줘야 건강하다.

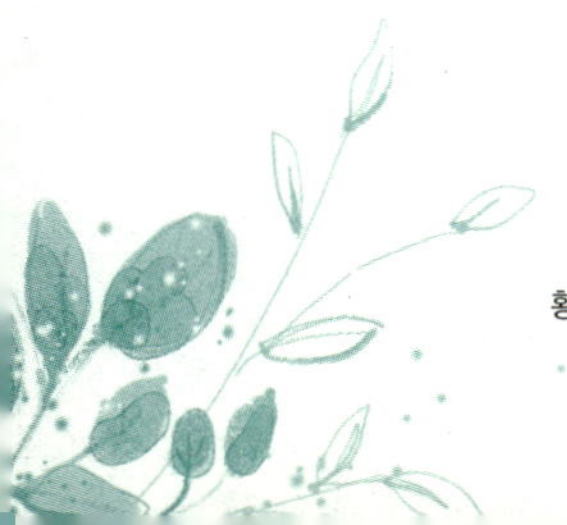

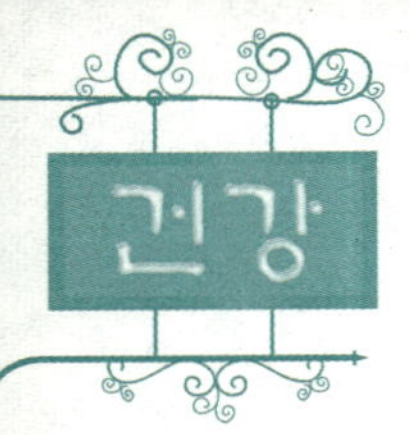

누우면 죽고
움직이면 산다

우리의 몸은 신체가 지면에 닿는 면적이 넓으면 넓을수록 편안하다. 그래서 서 있는 것보다는 앉는 게 편하고, 앉는 것보다는 눕는 게 더 편하다. 그러나 편안한 면적이 넓으면 넓어질수록 내 몸은 더 망가진다는 사실을 기억해야 한다.

편안한 시간이 길면 길수록 내 몸은 더 많이 망가진다. 어린 애들이 건강한 이유는 가만히 있지를 않아서이다. 지면에 몸을 붙이고 있지를 않는다. 신체가 땅에 닿아 있는 면적이 아주 적다. 그래서 건강한 것이다.

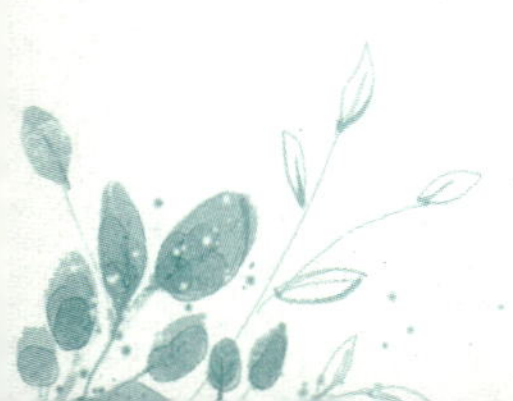

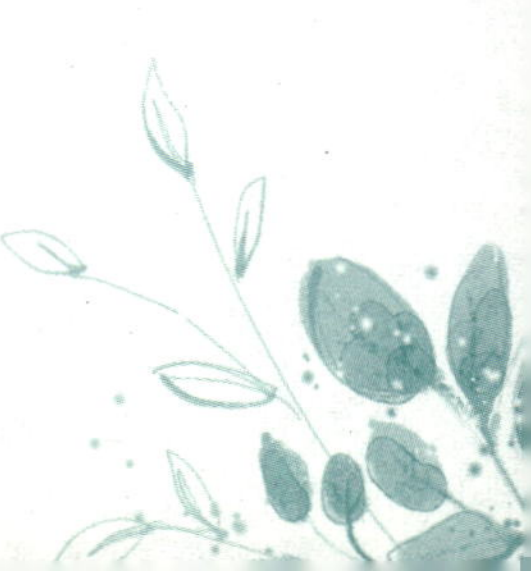

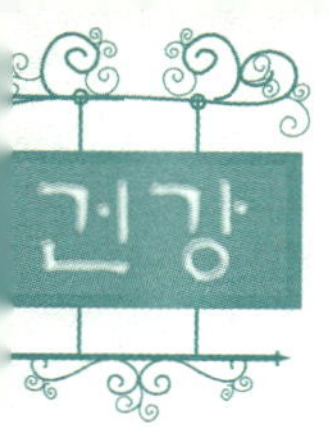

영구차를 타고
다니는 우리

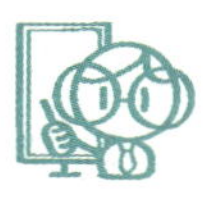 우리가 이동할 때마다 타고 다니는 차가 사실은 영구차이다. 이 차가 우리의 건강을 앗아가는 주범이다. 많이 걸을수록 건강한데, 걸을 기회를 빼앗아가니, 하루 종일 영구차에 몸을 싣고 다니는 것이다. 사실, 우유를 받아먹는 사람보다 우유를 배달하는 사람이 훨씬 더 건강하다.

새벽 기도를 가다가 보면 그 추운 겨울에도 우유를 배달하는 사람의 몸에서는 김이 모락모락 난다. 땀이 나도록 뛰어다닌다. 그것이 바로 그를 건강하게 해준다.

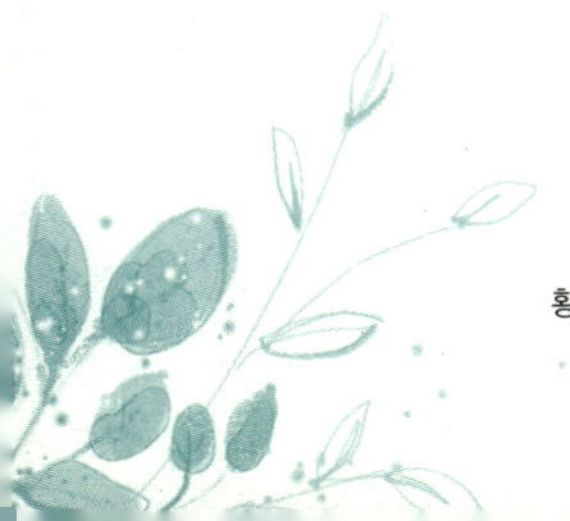

운동을 하면 왜 몸이
건강해지는가?

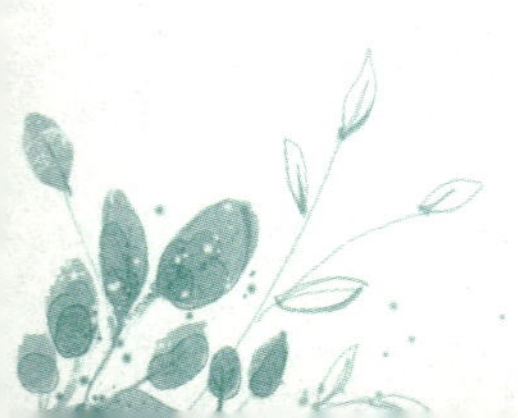 한 마디로 대답하라면 몸이 데워지니까 건강해진다. 운동을 하면 몸이 데워지는데, 그것을 한 마디로 말하면 피가 잘 통한다는 말이다. 혈액이 우리의 몸에서 술술 잘 돌고 있다는 말이다.

운동을 하면 혈관이 쫙 열리고, 혈관이 열려서 피가 잘 돌게 되면, 죽어갈 병도 낫는다. 사실 '피는 육체의 생명'이라고 했다. '육체의 생명은 피'에 있는데, 운동을 하면 피가 막돌아가니까, 생명이 막 돌아가니까 건강해진다.

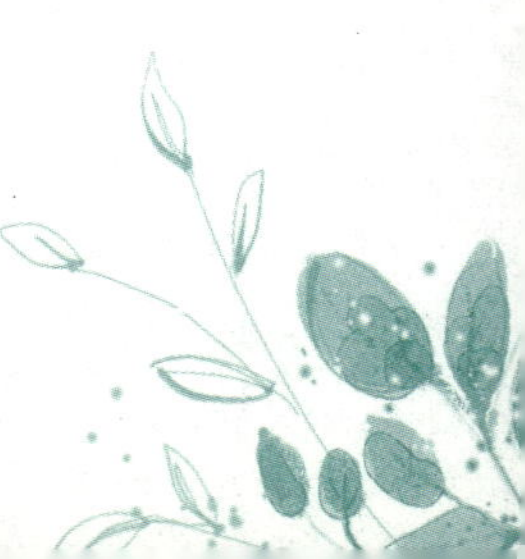

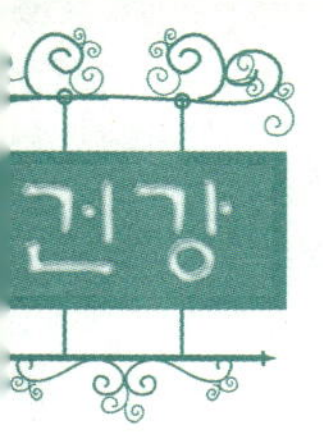

몸을 해롭게 하는
사우나의 땀

사우나, 찜질, 목욕 등을 자주 하는 것은 혈액순환에 아주 좋다. 여기에 운동을 더 하면 건강의 유익이 배로 증대된다. 운동을 하면서 흘린 사람의 땀하고 사우나를 해서 흘린 땀은 다르다. 사우나를 해서 흘린 땀에는, 우리의 몸속에 꼭 필요한 영양물질들이 많이 빠져 나간다. 그런데 운동을 해서 흘린 땀을 보니 노폐물, 발암물질, 중금속 등 몸에 나쁜 것들이 빠져나가는 것이 관찰되었다. 그러므로 사우나를 해서 흘린 땀은 오히려 해로울 수도 있다.

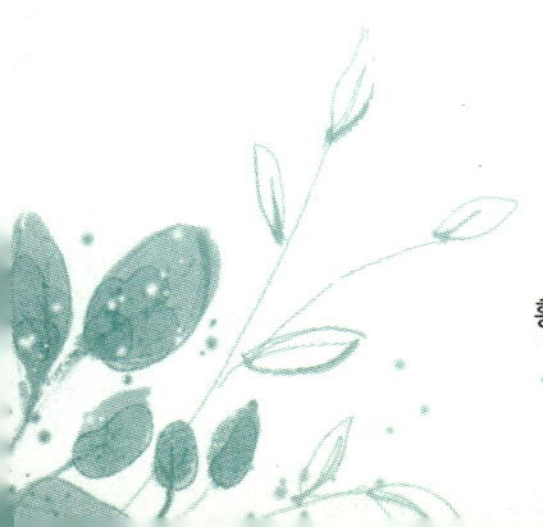
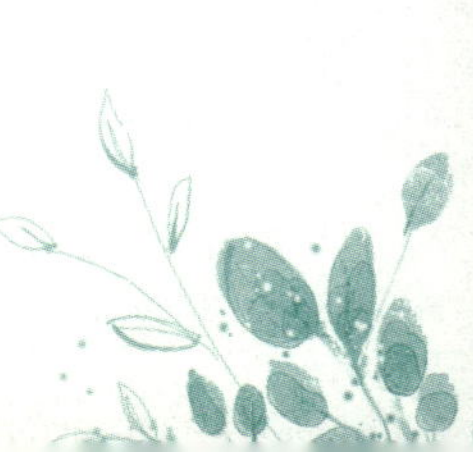

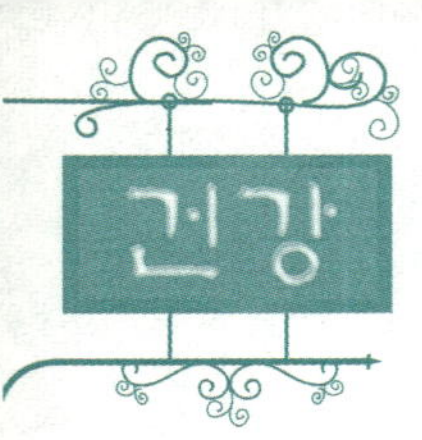

운동으로 치료 되는 우울증

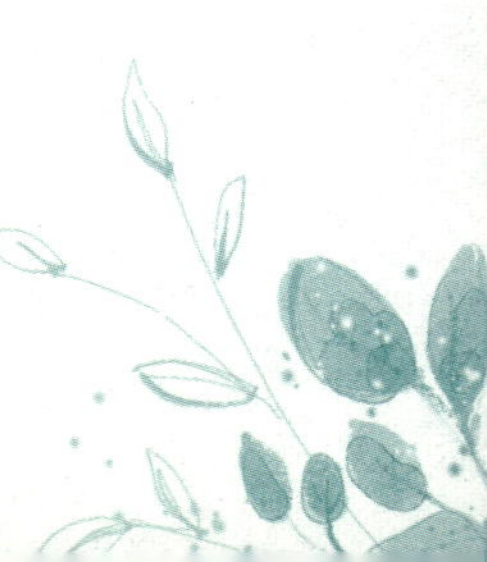

자신의 몸에 맞는 운동은 다른 어떤 약보다 더 좋은 결과를 가져온다. 본능적이고 반사적인 운동은 건강을 위한 최선의 길이다. 우울증은 세로토닌이나 노에피네피린과 같은 호르몬이 감소되는 등, 여러 가지 복합적인 원인에 의해 나타나는 현상이다. 그런데 운동을 하면 베타 엔도르핀이 증가된다. 그리고 무슨 운동이든 땀을 흘린만큼 운동을 하고 나면 세로토닌, 노에피네피린, 엔도르핀 등의 호르몬이 증가하게 된다. 그리하여 갱년기 우울증을 저하시킨다.

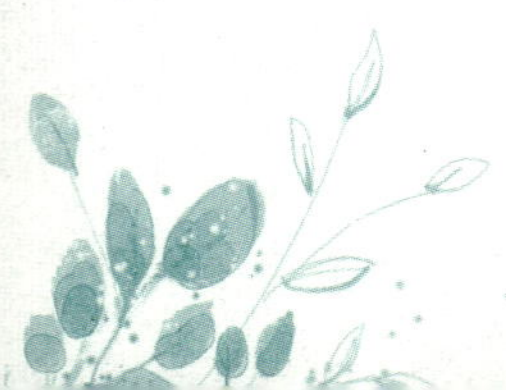

의외로 단순한
오십견의 치료

오십견의 예방과 치료에는 무엇보다도 혈액순환이 중요하다. 그러므로 목욕으로 몸을 따뜻하게 하는 것이 좋다. 이보다 더 좋은 것은 어깨운동을 해주는 것이다. 오십견의 예방에 좋은 어깨운동을 소개하면 어깨 들고 내리기와 어깨 돌리기, 목운동, 긴 막대기 들고 앞뒤로 움직이기, 도르래나 추를 이용하는 운동 등이 있다.

이러한 운동을 가볍게 실시하다가 차차 움직일 수 있는 범위를 넓혀간다. "어깨를 부지런히 사용하라."

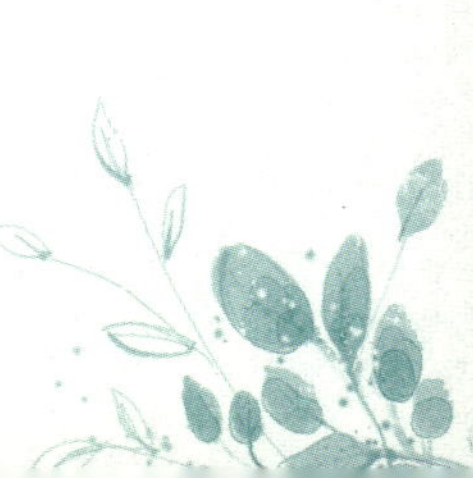

요통에는
스트레칭이 최고

1 누워서 무릎을 번갈아 가슴 쪽으로 굽혔다 펴기를 10회 반복한다. 무릎이 가슴 쪽으로 더 당겨지도록 양손으로 붙잡고 당기기를 번갈아 한다.

2 다리를 펴고 누운 상태에서 발목을 몸 쪽으로 굽힌다. 그 상태에서 발가락을 몸 쪽으로 더 굽힌 다음 머리를 들고 발끝을 바라보는 동작을 30초 정도 한다.

3 누운 상태에서 엉덩이 드는 동작을 10회 반복한다.

4 가볍게 윗몸 일으키기와 앉아서 윗몸 앞으로 굽히기를 반복한다.

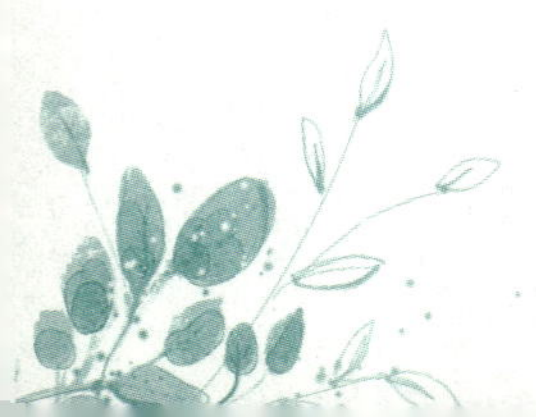

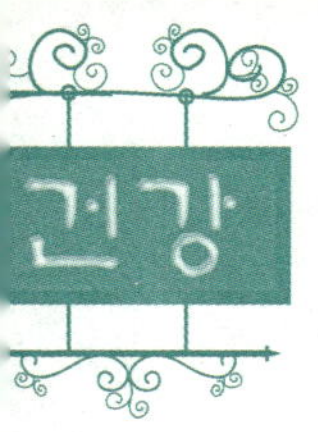

허리에
좋은 자세

바닥에 앉을 때는 한쪽 무릎을 세우거나 등을 벽에 기대고 앉아 체중을 분산시킨다. 의자에 앉을 때는 의자 깊숙이 엉덩이를 깊게 들이밀고 허리를 곧게 편 후 등받이를 대고 앉는다.

운전할 때는 엉덩이를 시트 깊숙이 들이밀고 허리를 편 후, 등받이에 기대고 앉으며 무릎의 각도가 140도가 넘지 않도록 한다. 소파에 앉아 책을 볼 때는 허리에 받침대를 대고 책을 적당이 올려서 본다. 잠잘 때 허리가 아프거나 불편하면 무릎 아래 베개를 고인다.

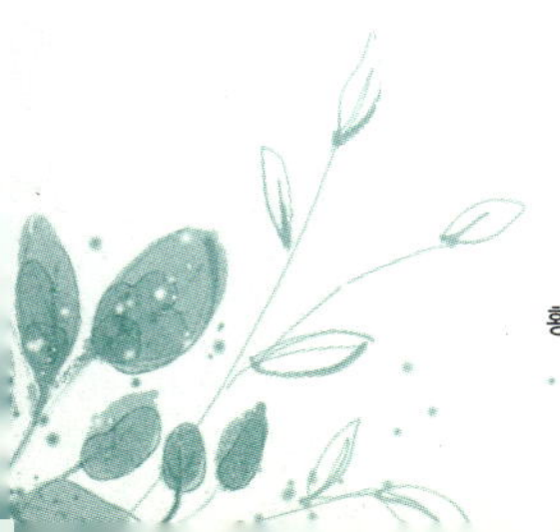
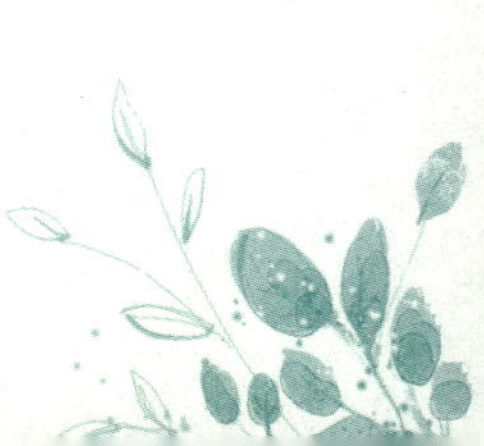

목의 피로를
풀어 주는 자세

깍지를 낀 양손으로 뒤통수를 감싸 가슴에 턱이 닿을 정도로 당기고 10초 동안 유지한다. 오른손을 왼쪽 귀에 대고 머리를 오른쪽 어깨 방향으로 부드럽게 당겨 10초 동안 유지한다. 왼손을 오른쪽 귀에 대고 똑같은 방법으로 10초 동안 당겨 준다.

위의 스트레칭을 3회씩 반복해 주는데, 명심할 것은 목을 항상 C자형으로 유지하는 것이 중요하다. 유의할 것은 한쪽으로 오랫동안 머리를 기울이지 않아야 한다.

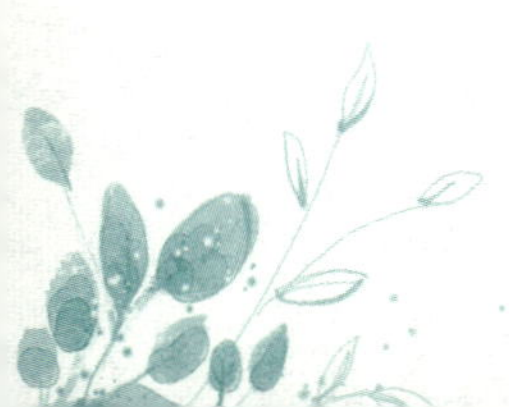
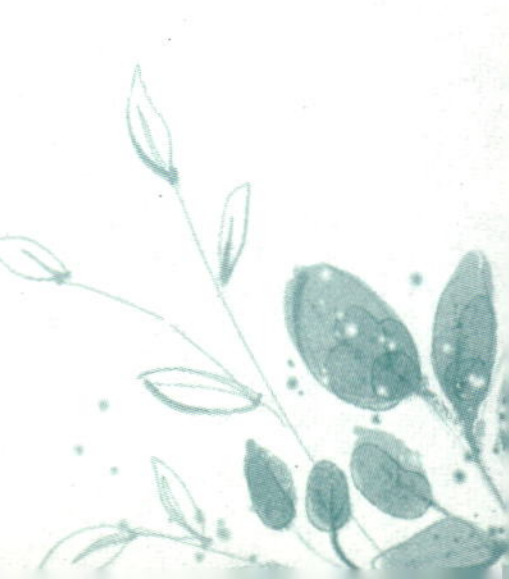

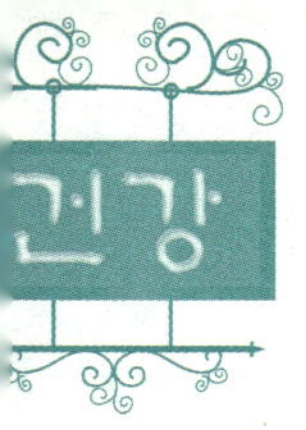

성을 바르게
이해하라

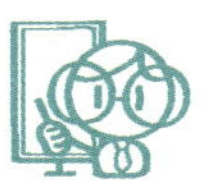

성과 성욕은 조물주의 창조물이다. 남편과 아내의 성적 교제는 부부를 위해 조물주가 계획하신 레크리에이션이다. 사랑하는 남녀의 성행위는 생식과 재생산을 위한 신체적 결합이지, 생물적 욕구를 채우기 위한 수단이 결코 아니다.

서로 사랑하는 한 쌍의 남녀는 성적 교제를 통해 인체의 신비와 극치의 환희를 공유한다. "이는 내 살 중의 살이요 뼈 중의 뼈" 라 고백하며 서로를 존귀하게 여기며, 그 열매로 후손을 생육하고 번성하는 행위이다.

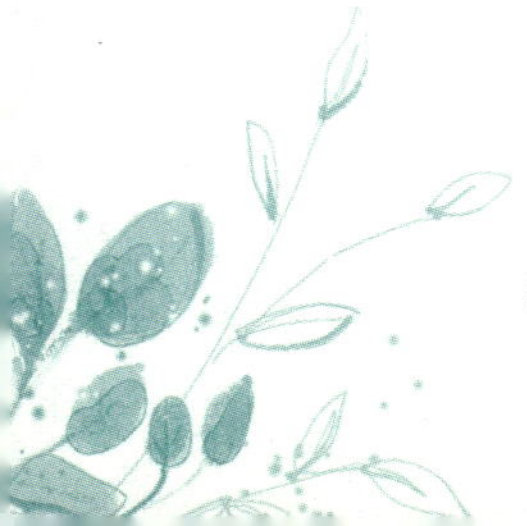
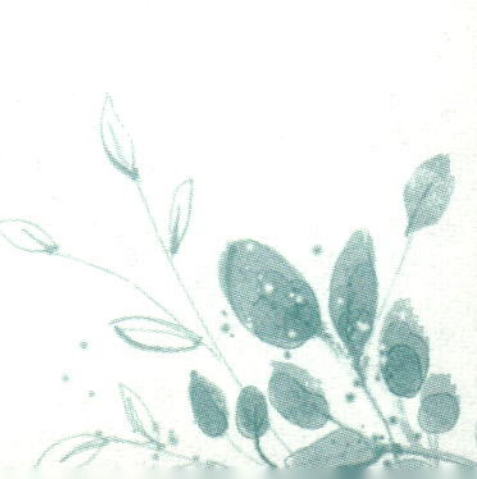

여성과
남성은 다르다

사랑이 없는 성행위는 본능에 충실한 남자들에게는 가능할지 몰라도 여성들에게는 매우 어렵고 고통스럽다. 여성은 사랑으로 살아간다.

여성들은 먼저 마음이 열려야 감정이 생기고 감동이 있어야 비로소 육체적 결합이 용이해진다. 반면에, 남성들은 시각적인 자극에 예민하고, 규칙적으로 행해지는 횟수를 중요하게 생각하며 절정의 순간을 향해 치달아 가고, 육체적 충동이 만족된 후에 비로소 감성적 액션이 가능하게 된다.

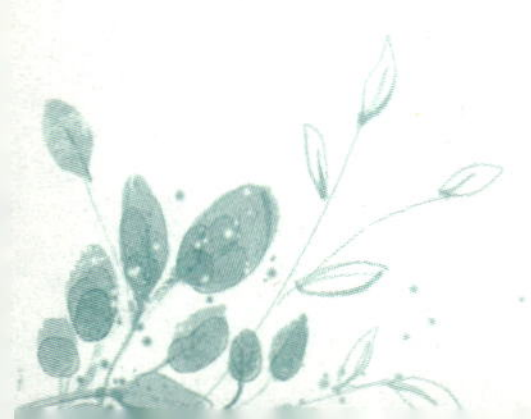

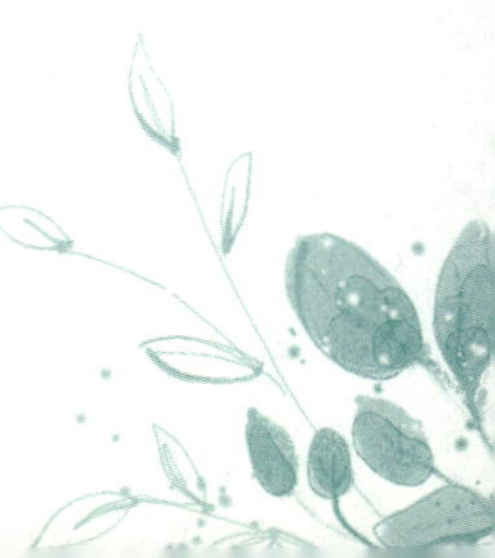

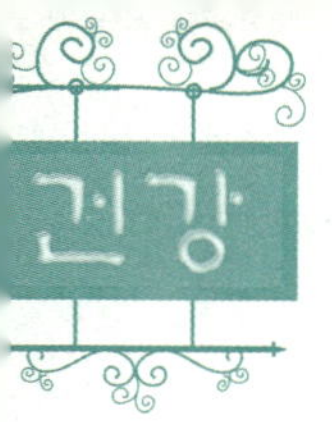

부부의
성행위는 두뇌로

 인간의 성행위는 성기로 하는 것이 아니라 머리로 한다. 사람의 성기능을 집행하는 기관은 편도체 등이 속한 변연계를 포함하는 두뇌이다. 생식기관은 단지 두뇌의 지배를 받을 뿐이다. 사람이면 누구나 가지게 되는 정서, 의지, 상상 등은 인간의 본능과 연관된다.

학습효과나 의지에 의해 성적 개념이나 성행동양식은 다양하게 달라질 수 있다. 그러므로 부부간의 성행위에도 감정뿐만 아니라 이성과 의지까지 아울려야 할 필요가 있다.

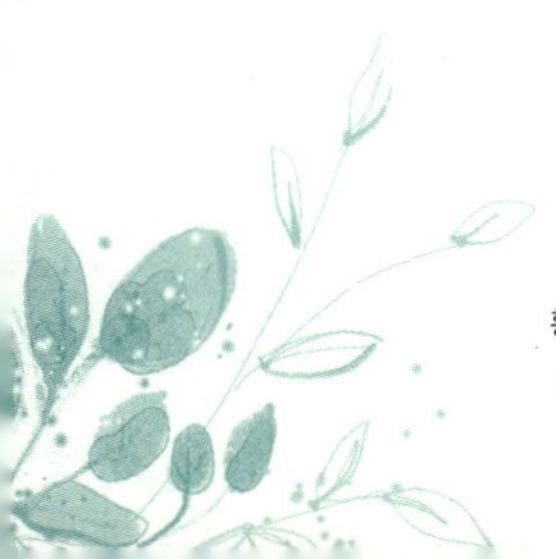

조절과 절제가
필요한 성욕

사람이 짐승과 다른 점은 무엇인가? 그것은 생각하고, 행동하며, 절제하고, 인내할 줄 안다는 사실이다. 인간의 성욕은 자신의 의지로 얼마든 통제 가능한 욕구이다. 자중하고, 조절하며, 분별하고, 판단하는 양심으로 결혼이라는 테두리 안에서 만끽할 때 우리의 성은 참으로 숭고하고 아름다운 것이다.

사랑의 감정 없이 성적인 사랑에 빠져 있는 경우에는 그것이 아무리 강렬하다 해도 결국 그 열정은 거품처럼 사라지게 될 것이다.

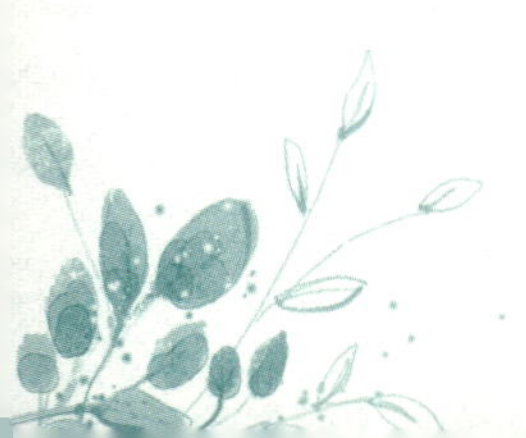
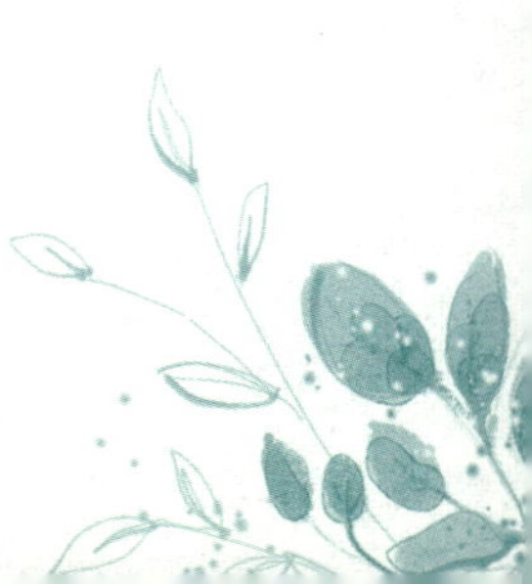

아름다운
'고품격의 성'

인간의 성은 발정기에만 성 충동을 느껴서 교미를 하는 동물과는 다르다. 인간의 성욕은 어떤 특정 시기로 제한된 것이 아니다. 마음만 먹으면 전천후 성행위가 가능하다. 인간에게 주어진 성적 자유나 에너지를 아무에게나 향하게 되면 파괴적인 결과를 초래한다. 부부간의 성은 잘 다스리고 지킨 자에게는 가정의 화목과 행복을 보상해 준다. 사람에게만 주어진 '고품격의 성'은 스스로 그 가치를 존중하며 존귀하게 대하는 자만이 누릴 수 있는 최고의 분복이다.

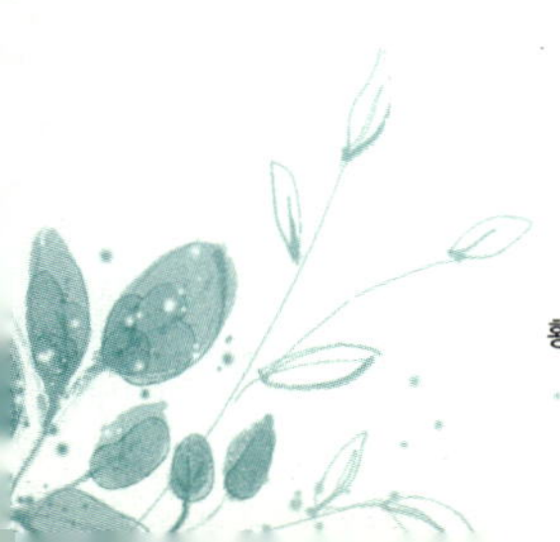
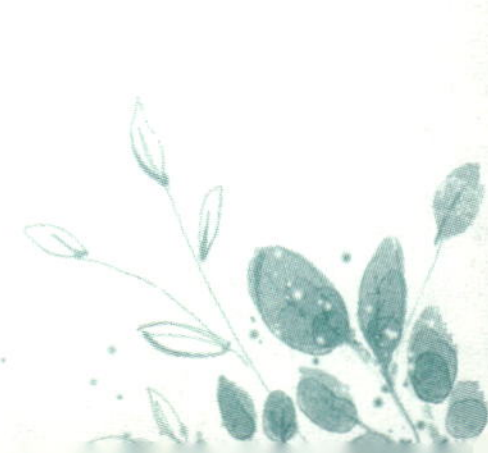

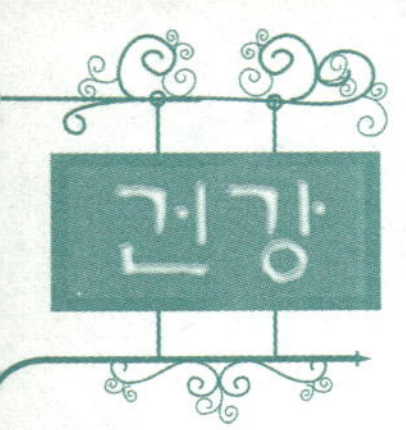

아름다운 성은
스스로 만드는 것

성은 단순히 자기의 욕구를 푸는 행위가 아니라 상대방의 입장에서 실천하는 배려이며 섬김이다. 부부에게 부여된 행복하고 아름다운 성(性)과 쾌락을 추구하여 세상의 도성에서 타락시킨 성에는 엄청난 차이가 있다.

전자는 상대방 중심으로 이타적인 반면, 후자는 자기중심으로 이기적인 행위에 집착한다. 전자는 전인격적인 나눔을 통해 희락을 주고받으며 삶의 의미를 제공하지만, 후자는 육체적인 본능만 좇는 자기 쾌락에 빠지게 한다.

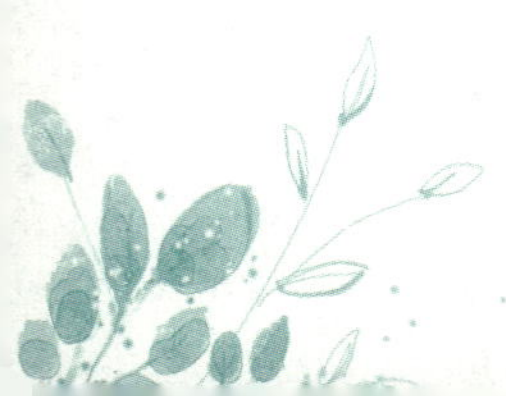

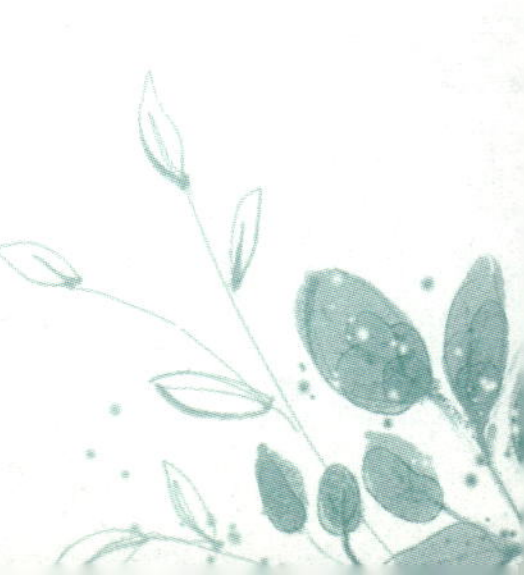

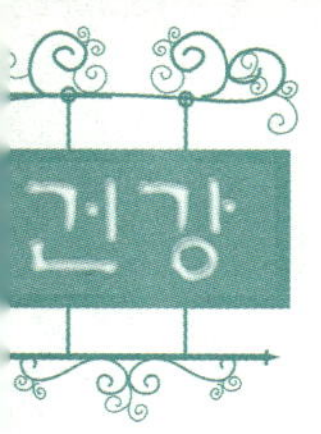

역할을 바꿔 생각하라

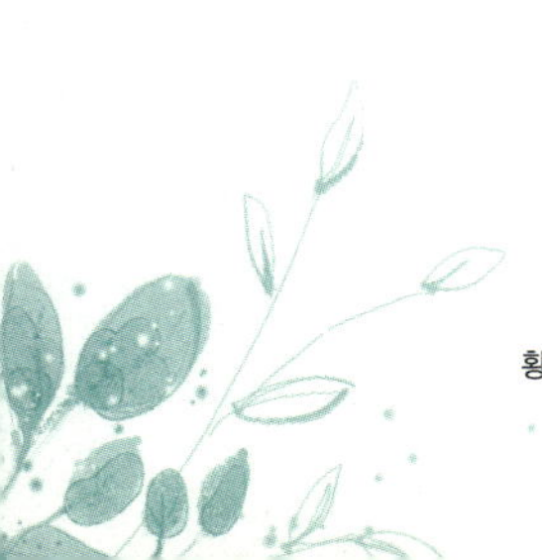 부부의 성생활은 상호 신뢰에서 비롯되어진다. 부부가 아주 친밀한 감정으로 극치의 섹스를 즐기고 누리기 원한다면, 먼저 남자와 여자의 다른 점이 무엇인지부터 이해하고 받아 들여야 한다. 남자는 섹스를 통해 사랑을 느끼지만, 여자들은 사랑받고 있다는 느낌이 있어야 성적인 갈망을 갖게 된다. 물론, 남자가 사랑받고 있다고 느끼게 하는 데는 섹스 외의 다른 방법도 있지만 남자의 영혼을 움직이고 마음을 여는 가장 효과적인 방법은 섹스이다.

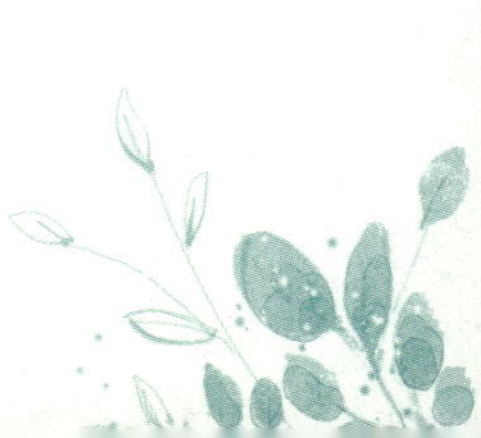

귀로
사랑하는 여자

대부분의 여자들은 귀로 사랑을 한다. 아내는 수시로 자기 남편으로부터 사랑한다는 말을 듣고 또 그 사랑을 확인하고 싶어 한다. 여자는 본능적으로 자기의 사랑이 안전하기를 원한다. 그래서 늘 사랑을 확인하고 싶어 한다. 여자는 남편에게서 강한 신뢰를 확인하고 싶어 하고, 늘 다정하고 섬세한 애정 표현을 기대한다. 그리고 때로는 야성적인 매력을 기대하다가도, 아버지의 사랑처럼 안전한 정을 기대하기도 한다.

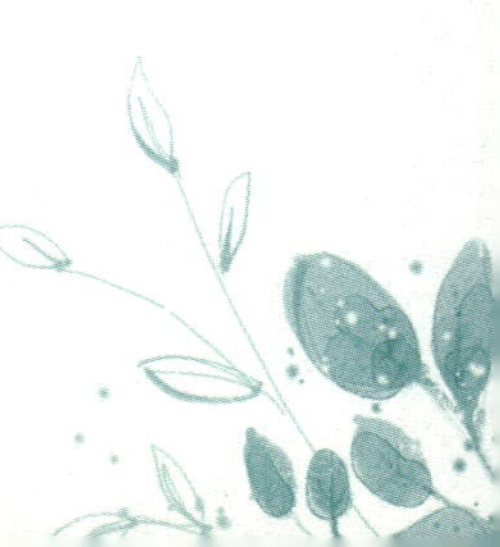

서로를 향해서
역할놀이를 잘 해야

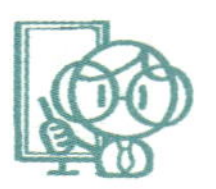

남녀 간에 서로 바라는 기대치에 큰 차이가 있는 줄을 모르기 때문에 많은 부부들이 서로 갈등하며 얼굴을 붉히고 살아간다. 행복하게 사는 부부는 서로가 자기의 역할놀이를 잘 하는 부부다.

서로의 입장을 바꿔 상대방의 입장에서 그가 바라는 요구와 기대치를 헤아리며 산다면 이보다 더 아름답고 귀한 관계는 없다. 남편은 아내에게 때로는 인자한 아버지처럼 안전한 성이 되어주고, 잠자리에서는 아주 로맨틱한 연인처럼 자상하게 대해주어야 한다.

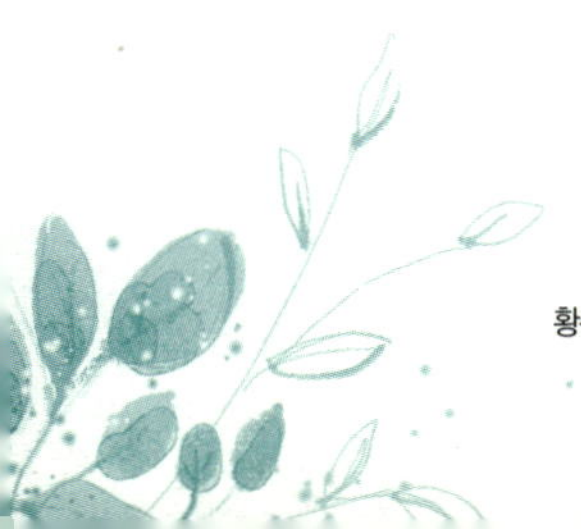
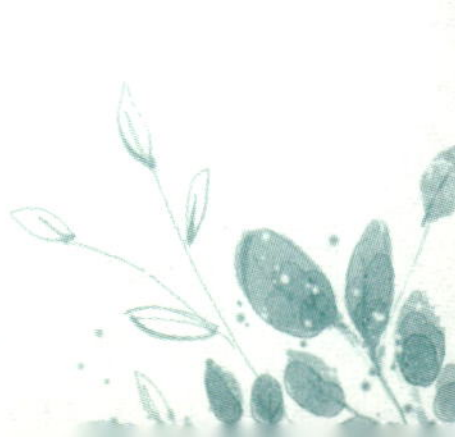

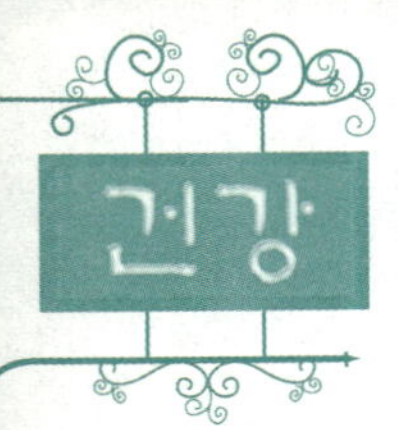

사랑,
마음을 전하라

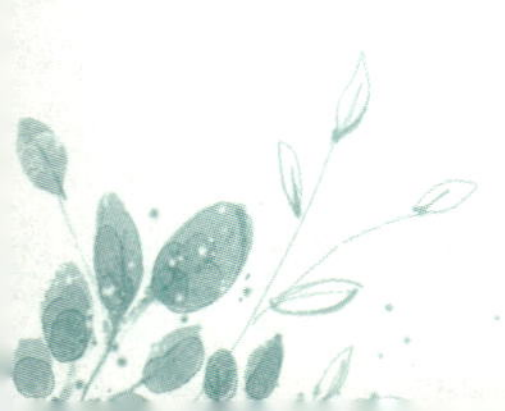여성에게 있어서 가장 예민한 성감대
는 '사랑한다는 마음' 이다. 여성은 마
음이 내키지 않으면 성행위에 몰입할 수 없다. 마
음이 열리지 않으면 몸도 열리지 않는다는 말이다.
여성에게 있어서 신체의 어느 부분이 성감대인지
는 사람마다 다를 수 있다. 또 자신의 남편이 개발
하기에 따라 뒤늦게 발견되기도 한다. 그러나 지구
촌에 있는 모든 여인에게서 공통적인 성감대란 '마
음' 이라는 사실이다. 부부의 사랑은 접촉이 아니
라 마음이다.

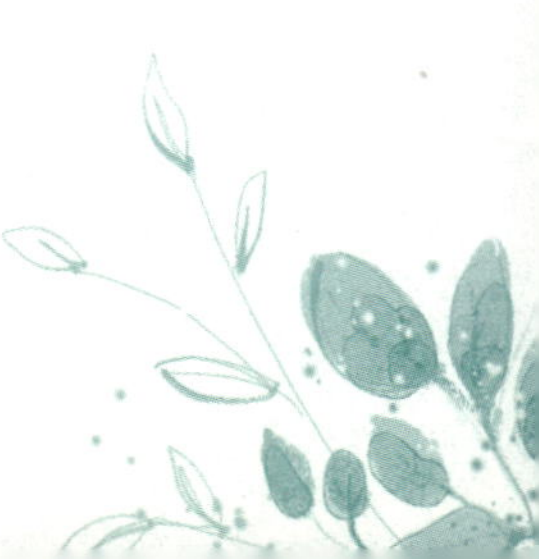

부부의 관계를 발전시켜라

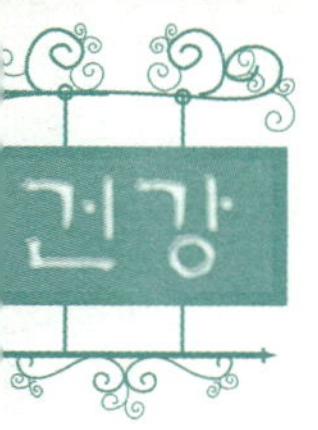 부부가 함께 한 세월이 길다는 것은 서로에 대한 이해와 배려와 섬김이 있었다는 것이기도 하다. 섬김이란 서로의 입장에서 바라보는 것이 아니라 상대의 관점에서 필요를 채워주려는 헌신이다.

이러한 배경 아래 지속되는 부부의 성생활은 너무나 고귀하고 아름다운 열매라 할 수 있다. 부부의 사랑은 오랜 세월을 함께 하면서 차츰 무르익고 온전해진다. 우리도 나이가 들어갈수록 늙어가지만, 나이가 들어갈수록 부부의 관계를 발전시켜야 한다.

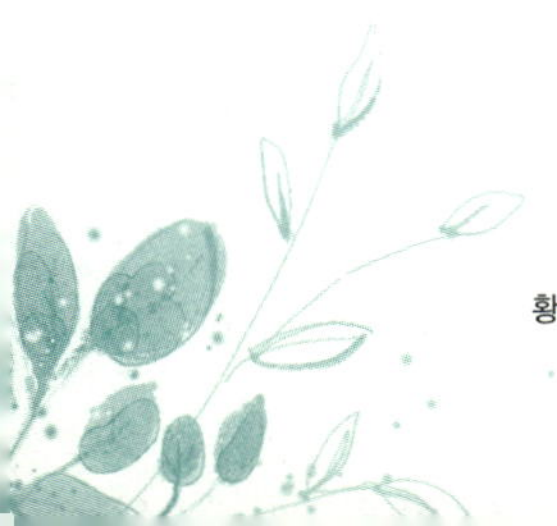
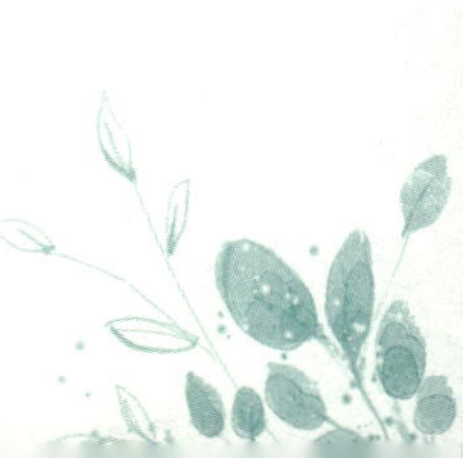

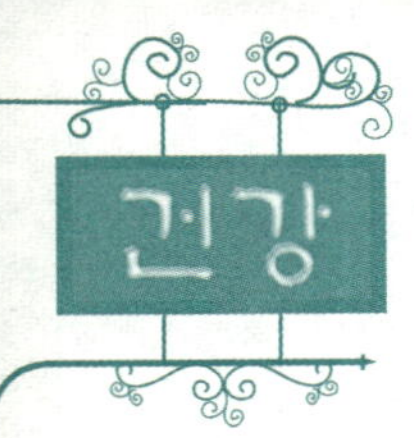

부부관계 안에서
성을 즐겨라

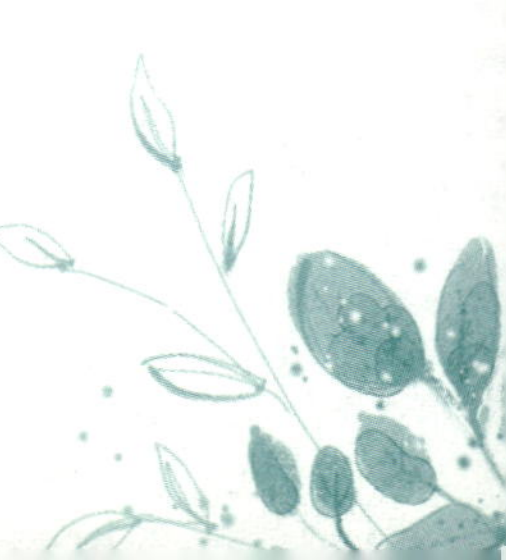

부부 사이의 성관계는 행복한 생산성, 평화, 낙원, 만족, 적극성, 동력, 예방, 약속, 보호, 대책, 순수성, 추구의 매개체가 될 수 있다. 침상의 순결을 지키며 사는 부부는 섹스를 만끽하고, 행복할 자격이 충분히 있다.

부부 사이에 서로를 존중하고, 사랑하고 아끼면서도 사랑이 깊은 섹스를 즐기길 수 있다. 인간의 성은 사랑, 희락, 생명이라는 세 요소가 균등하게 하모니를 이룰 때 비로소 존중될 가치가 있다.

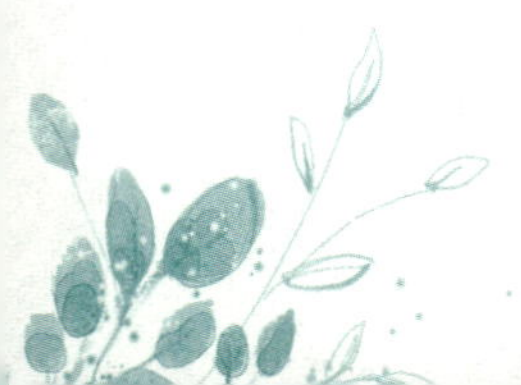

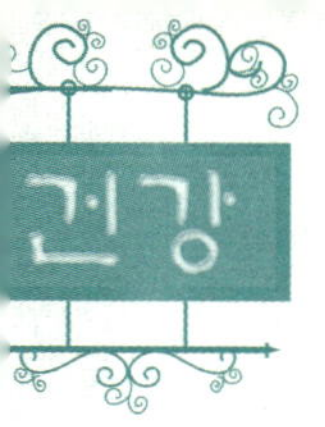

중독성을 갖게 하는
온라인 포르노

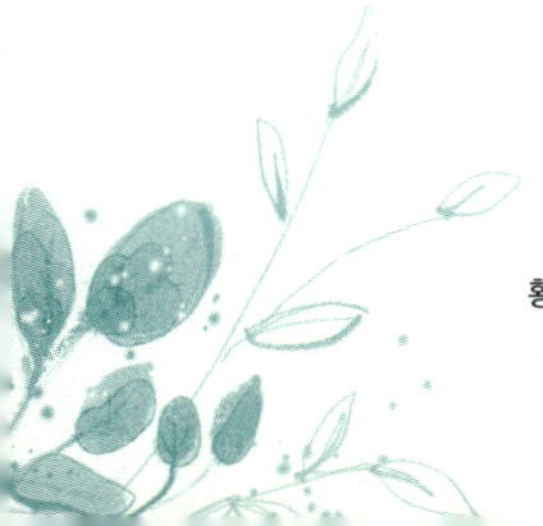

온라인 포르노는 세 가지의 속성을 가진다. 누구나 수시로 접속이 용이한 접근성, 자기의 이름이나 주소 혹은 신분을 전혀 드러내지 않아도 되는 익명성 그리고 돈만 있으면 누구나 어디서나 살 수 있는 구입가능성 혹은 경제성이다.

그러나 포르노를 보면 볼수록 거기에 중독되고 어지간한 자극에는 반응이 없어 더 자극적인 것을 요구하다, 결국에는 본 대로 실행하기 위해 폭력이나 마약까지 사용하는 자기 파탄의 지경에까지 이르게 된다.

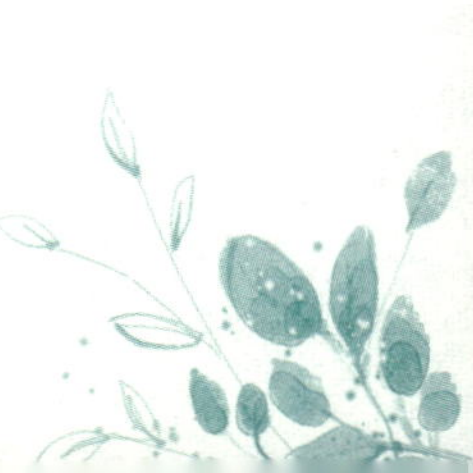

자기를 지킨 자에게
주어지는 최고의 보상

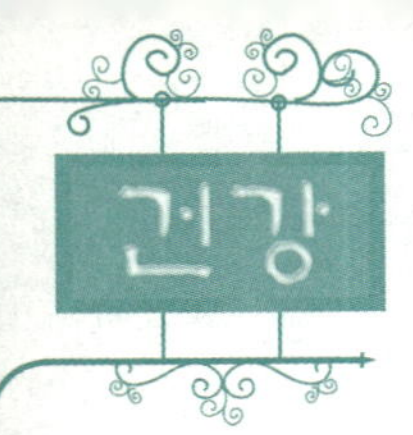

성은 생육하고 번성하는 목적으로, 남편과 아내를 연합시키는 거룩한 교제로, 인간에게만 특별히 허락하신 거룩한 선물이다. 성을 육체로서가 아니라 인격으로 접근해야 한다. 부부가 서로의 마음을 먼저 애무하여 몸과 마음이 합치된 상태에서 서로를 섬기는 정신으로 함께 즐기자. 성관계의 목표를 오르가즘보다는 사랑의 교제에 두고, 육체적 오르가즘보다는 정서적 오르가즘을 우선하여 신체의 오관으로 성의 즐거움을 만끽해야 한다.

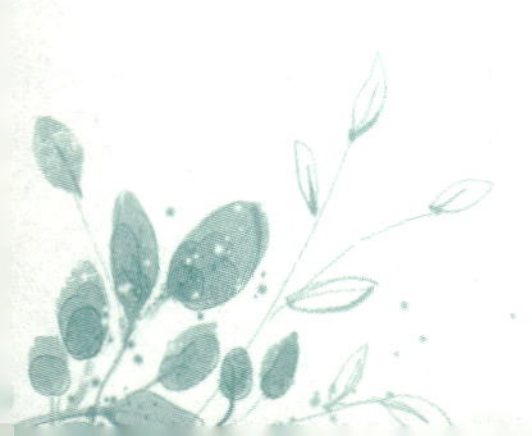
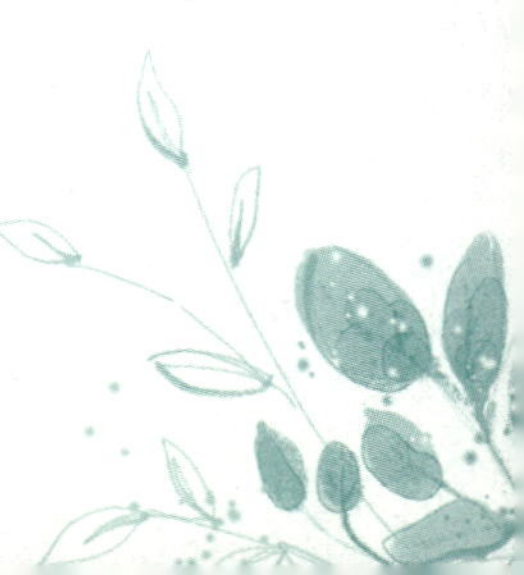

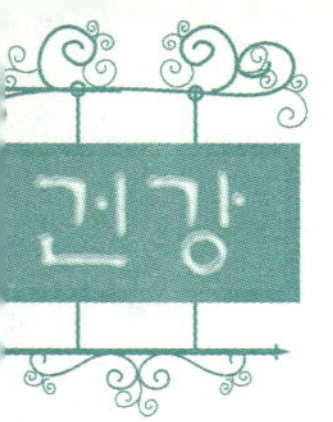

서로를 향해서 열려
있어야 하는 성

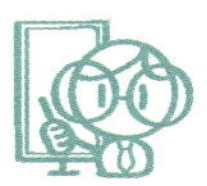

부부는 성에 대하여 서로에게 거부할 권리가 없다. 만일, 배우자에게 성을 거절한다면 곧 성범죄의 원인을 제공한다는 사실을 기억하라. 그리고 반드시 오르가즘에 도달해야 한다는 강박관념에서 벗어나, 둘이 한 몸을 이루는 것만으로도 정신적 일치감을 누리는 화목한 공감대가 되도록 최선을 다하자.

무엇보다 부부의 윤택한 성생활을 위해서 정신적, 감정적, 신체적으로 서로에게 열려 있도록 준비해야 한다.

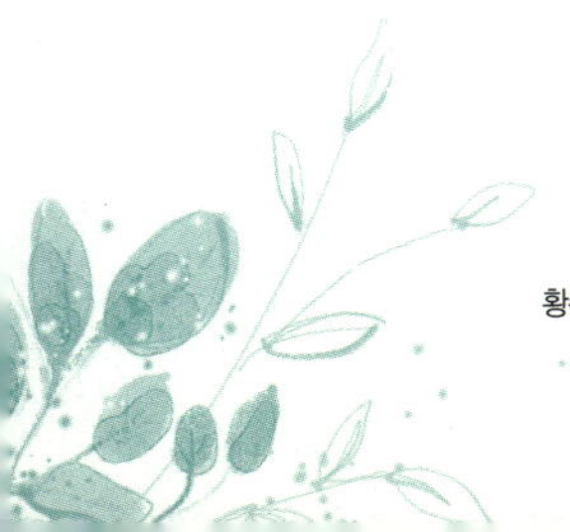
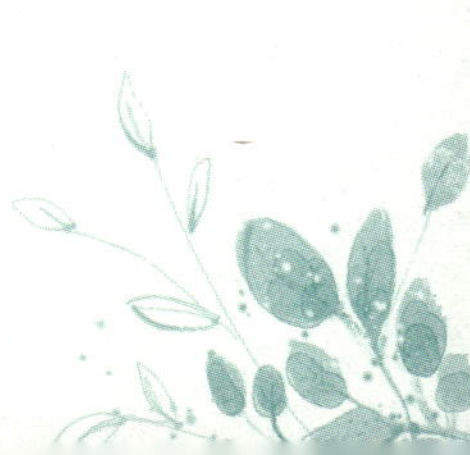